नेत्रकोष

डॉ. अनिल दुधभाते

सकाळ प्रकाशन

सकाळ प्रकाशन

NETRAKOSH

नेत्रकोष

प्रथम आवृत्ती : फेब्रुवारी २०२६

प्रकाशक : सकाळ मीडिया प्रा. लि.
५९५, बुधवार पेठ, पुणे ४११ ००२

संपादन : वर्षा आठवले

मुखपृष्ठ आणि मांडणी : मधुमिता शिंदे

मुद्रितशोधन : अश्विनी महाजन

मुद्रणस्थळ : विकास प्रिंटिंग अ‍ॅण्ड कॅरिअर्स प्रा. लि.
प्लॉट नं. ३२, एमआयडीसी, सातपूर, नाशिक

ISBN : 978-93-47138-42-3

संपर्क : ९८८१५ ९८८१५/८८८८८ ४९०५०
sakalprakashan@esakal.com

माझ्या सर्व रुग्णांना समर्पित

संग्रही ठेवावा असा नेत्रकोष!

आजकालच्या काळात आपण जेवढी प्रगती तंत्रज्ञानात करत आहोत, तेवढाच ताण आपल्या आरोग्यावर, विशेषतः डोळ्यांवर येत आहे. अशा वेळी 'डोळे' या महत्त्वाच्या अवयवाबद्दल जनजागृती होणे गरजेचे आहे. या क्षेत्रात तज्ज्ञ लोकांनी पुढाकार घेणे आवश्यक आहे, हे ओळखून डॉ. अनिल दुधभाते यांनी हा 'नेत्रकोष' आपल्यासमोर आणला आहे, याबद्दल त्यांचे कौतुक करावे तेवढे कमीच! या नेत्रकोष पुस्तकात डोळ्यांचे विकार, त्याची कारणे, लक्षणे आणि उपाय या गोष्टी सविस्तरपणे नमूद केल्या आहेत. एकंदरीत हे पुस्तक फक्त वैद्यकीय माहिती नसून डोळ्यांच्या संदर्भातील अमूल्य ठेवा आहे, असेच म्हणावे लागेल.

तसं पाहता वैद्यकीय बाबींवर पुस्तक लिहिणे हे जोखमीचे काम आहे. इथे काही ललितलेखन किंवा कल्पनाविलास चालत नाही. इथे अचूक माहितीच द्यावी लागते. मी स्वतः हे पुस्तक काळजीपूर्वक वाचले आहे आणि यातील माहिती अत्यंत योग्य तसेच अनुभवी हातांनी लिहिली गेली आहे, हे निश्चितच सांगू शकतो. शिवाय, सोप्या भाषेत आणि आवश्यक तिथे चित्रांसह हे पुस्तक लिहिले असल्याने वाचताना कुठेही कंटाळा येत नाही. अगदी लहान मुलांपासून ते ज्येष्ठ नागरिकांपर्यंत सर्वांच्याच संग्रही असावा, असा हा नेत्रकोष आहे.

इथे एक गोष्ट मला आवर्जून नमूद करावीशी वाटते की, डॉ. अनिल दुधभाते हे माझे विद्यार्थी आहेत. ज्यांचे बालपण अतिशय कष्टात गेले, ते मोठ्या जिद्दीने शिकून पुढे आले, हा आमच्या दोघांमधील समान दुवा असल्याने या विद्यार्थ्याबाबत

मला विशेष प्रेम वाटते. डॉ. अनिल यांचा संघर्ष आणि शिकण्याची जिद्द मी जवळून पाहिली आहे. असा माझा विद्यार्थी आज एक नामवंत नेत्रतज्ज्ञ म्हणून नावारूपाला आलेला पाहताना आणि आता लेखक म्हणून समोर येत असल्याचा मला अभिमान वाटतो.

फारच सुंदर प्रकारे हे पुस्तक वाचकांसमोर आणल्याबद्दल डॉ. अनिल दुधभाते यांचे आणि 'हिऱ्याला सोन्याचे कोंदण' म्हणतात तसे उत्तमरीत्या प्रकाशित केल्याबद्दल प्रकाशकांचे मी अभिनंदन करतो. डॉ. अनिल यांनी पुढेही अशीच उत्तम पुस्तके आणून सरळसोप्या मराठी भाषेत वैद्यकीय ज्ञान लोकांना उपलब्ध करून द्यावे, ही अपेक्षा बाळगतो. त्यांना पुढील कार्यासाठी अनेक शुभेच्छा!

– पद्म श्री डॉ. तात्याराव लहाने
ज्येष्ठ नेत्ररोगतज्ज्ञ

मनोगत

मी, डॉ. अनिल धोंडीबा दुधभाते. माझा जन्म ६ जुलै १९८२ रोजी लातूर जिल्ह्यातील निलंगा तालुक्यातील शिरढोण गावात झाला. माझे एमबीबीएसचे शिक्षण औरंगाबादच्या शासकीय वैद्यकीय महाविद्यालयातून पूर्ण झाले; तर एमएसचे शिक्षण जीएस मेडिकल कॉलेज, केईएम, मुंबई येथे पूर्ण केले. मागील पंधरा वर्षांपासून पुणे येथे डॉ. दुधभाते नेत्रालय आणि रेटिना सेंटर चालवत आहे.

माझा जन्म एका छोट्या गावात सर्वसामान्य कुटुंबामध्ये झाला. लहानपणापासून मला शिक्षणाची आवड होतीच; त्यातही वैद्यकीय क्षेत्राची आवड विशेष होती. गेली अनेक वर्षे महाविद्यालयात अनेक सामाजिक उपक्रम राबवत आणि एकीकडे वैद्यकीय शिक्षण या दोन्हींची सांगड घालत मी शिक्षण पूर्ण केले. लहानपणी माझ्या मूळ गावी वैद्यकीय क्षेत्राविषयी विशेष माहिती नव्हती. तसेच काही घरगुती मजेशीर उपाय किंवा काही प्रमाणात अंधश्रद्धादेखील मी पाहिलेली आहे. तेव्हा या क्षेत्रात शिक्षण घेऊन पुढे काही सामाजिक काम करावे, असे मी ठरवले होते. त्या नियोजनाप्रमाणे मी माझे आयुष्य जगत आलेलो आहे.

या पुस्तकाच्या माध्यमातून डोळ्यांचे अनेक लहानमोठे आजार, दैनंदिन काळजी याविषयी सर्वसामान्य भाषेत लिहिण्याचा मी प्रामाणिक प्रयत्न केला आहे. सर्व समाजबांधवांना त्याचा पुरेपूर उपयोग होईल, याची मला खात्री आहे. पुस्तक निर्मितीमध्ये मला साहाय्य करणाऱ्या प्रत्येकाचा उल्लेख करायचा तर माझे कुटुंबीय,

ज्यांनी मला अनुभव दिला ते दुधभाते नेत्रालयाचे रुग्ण, माझे सहकारी या सर्वांचा मी ऋणी राहीन. सकाळ प्रकाशनाचे सरव्यवस्थापक आशुतोष रामगीर आणि पुस्तकाच्या संपादिका वर्षा आठवले, मुखपृष्ठ आणि पुस्तकाची मांडणी करणाऱ्या मधुमिता शिंदे यांचेही आभार. सकाळ प्रकाशनाने अतिशय कमी वेळेत हे पुस्तक अचूक मुद्रित करून आम्हांला मोलाची मदत केली त्याबद्दल त्यांचे खूप धन्यवाद. या पुस्तकाच्या निर्मितीसाठी डॉ. डिंपल दुधभाते, प्रियंका एडके, डॉ. प्रियंका निंबाळकर, डॉ. स्नेहल सौरभ मानपुत्र, डॉ. आसावरी चव्हाण, ऑप्टोमेट्रिस्ट सई सुमंत, जागृती कुलकर्णी व गिरीश वसेकर यांचे मोलाचे योगदान मिळाले.

हे पुस्तक मी माझ्या सर्व रुग्णांना समर्पित करतो.

- डॉ. अनिल दुधभाते
नेत्ररोगतज्ज्ञ

अनुक्रमणिका

डोळ्यांची रचना आणि निगा

डोळ्यांच्या पापणीचे विकार

डोळ्याच्या बाह्य आवरणाचे विकार

बुबुळाचे विकार

डोळ्याच्या आतील भागांचे विकार

नेत्रविकार व उपचार

नेत्रदान

नेत्र तपासणीसाठी उपयुक्त उपकरणे

सामाजिक कामात अग्रेसर दुधभाते रुग्णालय

रुग्णांच्या नजरेतून दुधभाते नेत्रालय

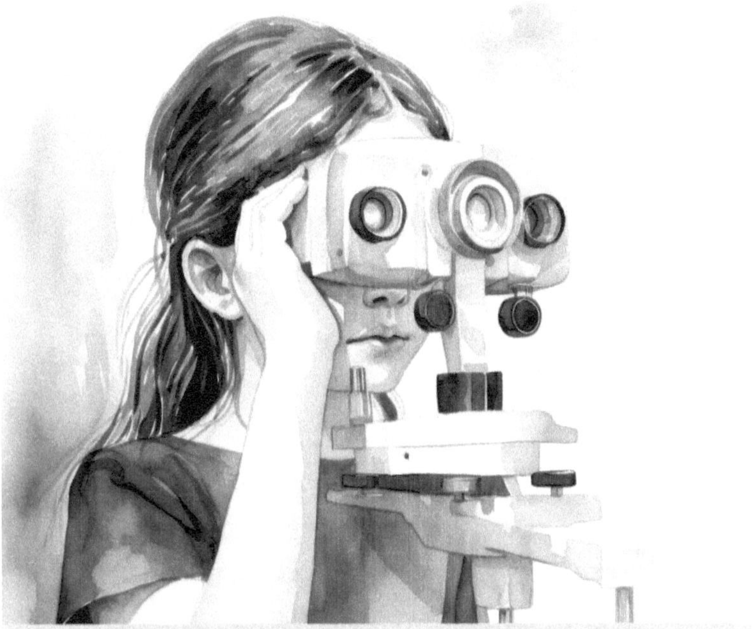

डोळ्यांची रचना आणि निगा

डोळे

दैनंदिन जीवनात डोळ्यांची काळजी

लहान मुलांमध्ये डोळ्यांची निगा

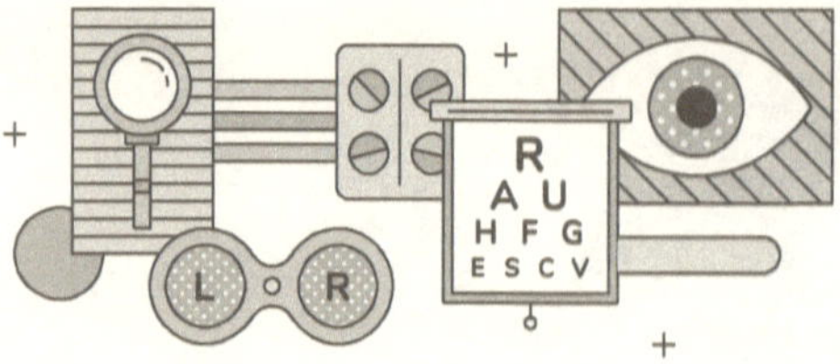

डोळे

आयुष्याचा आनंद घेण्यासाठी, ते उपभोगण्यासाठी आपण जीवन जगत असतो. काळ्या व पांढऱ्या या दोन्ही रंगांखेरीज इतर इंद्रधनु रंगही आपण पाहतो. मात्र, या सर्वांची अनुभूती आपल्याला मिळवून देणाऱ्या डोळ्यांकडे आपण म्हणावे तितके लक्ष देत नाही. आपल्या शरीरात, आयुष्यात डोळ्यांचे महत्त्व अनन्यसाधारण आहे.

दृष्टिज्ञानाची अनुभूती देणारे डोळे

डोळे हे आपले महत्त्वाचे ज्ञानेंद्रीय आहे. डोळे निकोप, निरोगी ठेवायचे असतील, तर त्यांची काळजी घेणे अतिशय गरजेचे आहे. त्यासाठी आपल्याला आपल्या डोळ्याच्या रचनेची आणि कार्याची माहिति असणे आवश्यक आहे.

डोळ्याची रचना आणि कार्य

डोळा हा आपल्या शरीरासाठी एक प्रकारचा कॅमेराच आहे. कॅमेरा चहूबाजूंनी बंदिस्त असतो, तशी आपल्या डोळ्याच्या चहूबाजूंनी आवरणे असतात. हाडाच्या खोबणीमध्ये डोळा खोचून बसवल्यासारखा असतो. बुबूळ हा डोळ्याचा महत्त्वाचा भाग. डोळ्याच्या संरक्षणासाठी बाहेरच्या बाजूला स्क्लेरा किंवा श्वेतमंडल असते. त्या आतील भागात रक्तवाहिन्यांचे आधिक्य असणारा कोरॉईड हा थर असतो;

तर सर्वांत आतील बाजूस दृष्टिपटल हा मज्जातंतूंचा थर असतो. स्क्लेरा संरक्षणाचे, कोरॉईड पोषणाचे आणि रेटिना दृष्टिसंवेदनाचे महत्त्वाचे काम करतो.

डोळ्याच्या गोलाकार पोकळीच्या समोरील बाजूस पारदर्शक, उलट्या बशीच्या आकाराचा एक अवयव असतो. त्याला कॉर्निया असे म्हणतात.

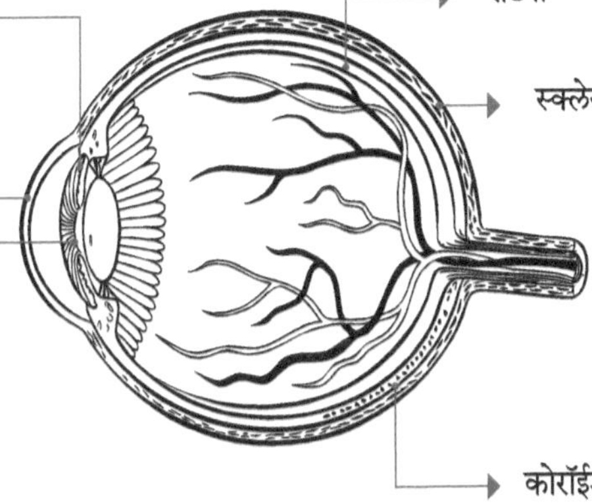

डोळ्याची रचना

ज्याप्रमाणे कॅमेरामधील छिद्र लहानमोठे करण्यासाठी पडदे असतात, ते कार्य डोळ्याच्या मध्य भागातील बाहुली करते. हे छिद्र म्हणजे डोळ्यातील बाहुली किंवा प्युपिल होय. त्यामागे असलेले भिंग बहिर्गोल असते. त्याच्या साहाय्याने प्रकाशकिरणांचे वक्रीभवन घडून येते. वस्तूची प्रतिमा आपल्या पडद्यावर म्हणजेच दृष्टिपटलावर पडते. या दृष्टिपटलामध्ये दंडगोलाच्या, कोन आणि शंकूच्या आकाराच्या अशा दोन प्रकारच्या पेशी असतात. त्यामुळे प्रकाशसंवेदनाचे रूपांतर रासायनिक संवेदनामध्ये होते आणि मग दृष्टी चेतातंतूमार्फत ती संवेदना मेंदूपर्यंत पोहोचते, त्यातून आपल्याला दृष्टिज्ञान होते, अर्थात दिसू लागते.

आपल्याला दोन डोळे असल्याने एकाच वेळेस एकाच वस्तूच्या विविध अंगाने (म्हणजे वस्तूची लांबी, रुंदी, जाडी आणि आपल्यापासूनचे तिचे अंतर) आलेली प्रतिमा एकावर एक पडल्याने आपल्याला वस्तूच्या त्रिमिती प्रतिमेचे भान येते. डोळ्यांमध्ये भिंगाच्या पुढील भागात एक पाण्यासारखा द्रव सतत तयार होत

असतो. तो तेथे वितरित होतो आणि त्याचा निचराही लगेच होत असतो. त्याला अ‍ॅक्वीअस ह्युमर किंवा तनुजल असे म्हणतात.

डोळ्यांचे विकार

काही कारणाने कॉर्नियाचा पारदर्शकपणा कमी झाला किंवा नाहीसा झाला, तर दृष्टिदोष उद्‌भवतात. याच्या्या पारदर्शकपणात कमतरता आली आणि डाग पडले तर त्याला कॉर्नियल ओपॅसीटी असे म्हणतात. म्हणजेच, बोलीभाषेत 'डोळ्यात फूल पडणे' होय.

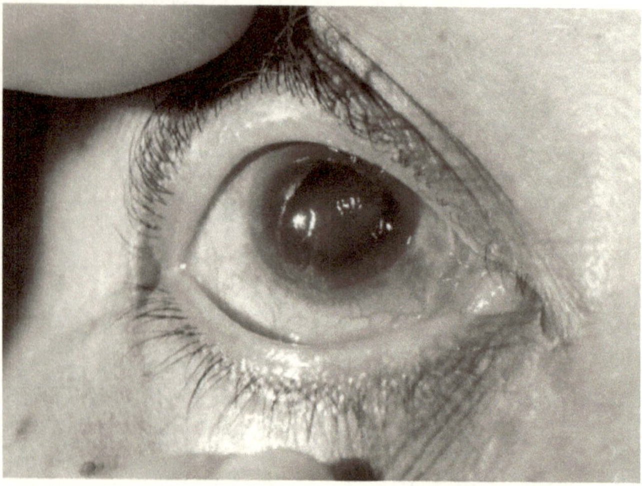

ग्लॉकोमा अथवा काचबिंदू

डोळ्यात तयार होणारा पाण्यासारखा द्रव म्हणजेच 'अ‍ॅक्वीअस ह्युमर' डोळ्याच्या आतील दाब वाढवतो. हा दाब प्रमाणाबाहेर वाढल्यास त्याला ग्लॉकोमा अथवा काचबिंदू होणे असे म्हणतात. सुरुवातीला या वाढलेल्या काचबिंदूची कोणतीच लक्षणे दिसून येत नाहीत. दाब वाढला आहे, हे दाब मोजूनच समजू शकते. यावर योग्य उपचार तत्काळ न केल्यास दृष्टीची हानी होऊ शकते. मात्र, योग्य उपचारांनी हा विकार बरा होऊ शकतो.

डोळ्याच्या आतील भिंग पारदर्शक असते, तोपर्यंतच प्रकाशकिरणे त्यातून आत येऊ शकतात. हे भिंग वय वाढल्याने, मेद संचयाने, काही विषाणूंच्या बाधेने,

जनुकीय आजाराने किंवा इजा झाल्याने पांढरे किंवा अपारदर्शक होते, तेव्हा त्याला कॅटरॅक्ट किंवा मोतीबिंदू असे म्हणतात. यावर ऑपरेशन इतका सोपा आणि बिनचूक उपाय दुसरा नाही. सध्या हे भिंग काढून त्याऐवजी कृत्रिम भिंगरोपणाची शस्त्रक्रिया सर्वत्र होताना आढळते. (जाड) भिंगाचा चश्मा या शस्त्रक्रियेनंतर घालावा लागत नाही.

क्वचितप्रसंगी पडद्याला इजा होऊन, पडदा फाटणे किंवा उच्च रक्तदाब, मधुमेह यामुळे पडदा खराब होणे, यावरही आधुनिक नेत्रवैद्यकशास्त्रात लेसरच्या साहाय्याने उपचार फायदेशीर ठरतात. मात्र, हे व अशा प्रकारचे डोळ्यांचे विकार होऊच नयेत, यासाठी काही उपाय आहेत का? तर, यांचे उत्तर 'होय' असेच आहे.

दैनंदिन दिनक्रम/व्यवसाय स्वरूप (लाईफस्टाईल) कारणीभूत

दूरचे सतत पाहण्याचे काम करणारे, सीमेवरचे जवान, मर्चंट नेव्ही - रेल्वे यांमधील कर्मचारी यांच्या डोळ्यांवर ताण येऊन त्यांना नेत्रविकार जडण्याची शक्यता असते. रात्रीऐवजी दिवसा झोपणे, ही आजकाल सर्रास बोकाळलेली बाब आहे. कारखान्यातील कामगार असो वा इंजिनिअर्स, डॉक्टर्स, परिचारिका किंवा कॉल सेंटरसारख्या ठिकाणी काम करणारी तरुण मंडळी; ही अशी लाईफस्टाईल सर्वांसाठी त्रासदायकच!

डोळ्यांवरील ताणाची कारणे

अति मैथुन, मलमूत्र आदी वेग रोखणे, प्रदूषित वातावरणात (धूर, धूळ इत्यादी) वास्तव्य, अधिक प्रमाणात वमन (उलट्या) करणे, डोळ्याला वाफ लागणे, सूक्ष्म वस्तूंचे अत्याधिक (घड्याळजी, पॅथॉलॉजिस्ट, इलेक्ट्रॉनिक वस्तूंवर काम करणारे अभियंते इत्यादी) निरीक्षण, संरक्षण साधन न वापरता (गॉगल इत्यादी) सूर्याकडे पाहणे यांचा डोळ्यांना त्रास होऊ शकतो.

सतत टीव्हीसमोर बसून एकटक टीव्ही पाहण्याचे वाढलेले प्रमाण आणि कॉम्प्युटर स्क्रीनसमोर बसून एकटक बघत कॉम्प्युटरवर सतत काम करणे, ही दृष्टिदोष निर्माण होण्याची दोन मुख्य कारणे आहेत. या दोघांमध्ये खोलीतील प्रकाशयोजना योग्य नसेल तर आपल्याला 'कॉम्प्युटर व्हिजन सिंड्रोम' नावाचा रोग होऊ शकतो. यात डोळे दुखणे, धुरकट दिसणे, डोळे कोरडे होणे, टोचणे, मध्येच

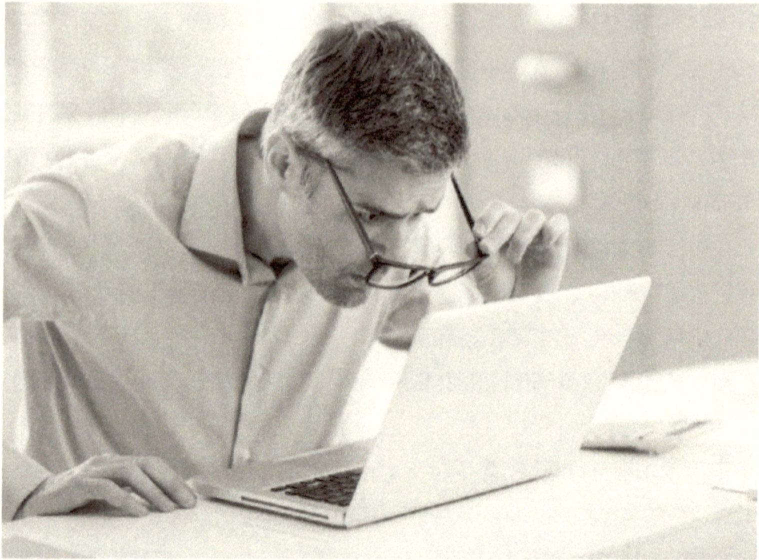

ब्लँक होणे इत्यादी गोष्टी घडतात. हे टाळण्याकरिता आपण थोड्या कामानंतर डोळे मिटून घ्यावेत व मिटलेल्या डोळ्यांच्या आत बुबुळांची उजवीकडून डावीकडे, वर-खाली अशी हालचाल करावी. मध्येच जवळ तर काही काळ दूर पाहावे. यामुळे अश्रुग्रंथींचे कार्य सुरळीत राहण्यास मदत होते. आपण शक्यतो एकटक पाहतो, पापण्यांची उघडझाप करत नाही, हे टाळणे आवश्यक ठरते.

काय करावे... काय टाळावे?

- कधीही दुसऱ्याचा चश्मा, आयड्रॉप्स, डोळे पुसण्याचा रुमाल वापरू नये. काजळ, आयलाइनर न वापरल्यास उत्तम! वापरणारच असाल तर ते काळजीपूर्वक वापरावे. कारण त्यातील कण डोळ्याच्या अश्रुंप्रणिकांमध्ये अडकून जंतुसंसर्ग होण्याची शक्यता असते. एकमेकांची सौंदर्यप्रसाधने वापरू नयेत.
- डोळ्यांवर पाण्याचे जोरदार हबके मारू नयेत. (विशेषतः जास्त ऋण (मायनस) नंबर असणारे). डोळ्यात काही गेल्यास डोळा अजिबात चोळू नये, अन्यथा कॉर्नियावर व्रण पडू शकतात. त्वरित डॉक्टरांशी संपर्क साधावा किंवा पापणी अलगद उलटून कापसाने अलगद कण काढावा.

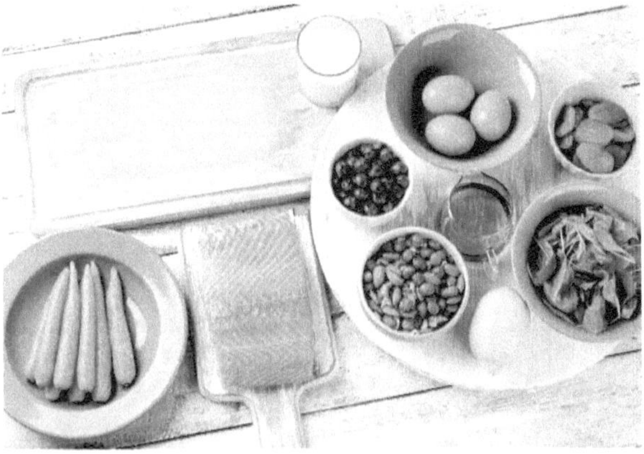

- 'अ' जीवनसत्त्व जास्त आहे अशा पदार्थांचा समावेश जेवणात ठेवावा – हिरव्या पालेभाज्या, कच्चे गाजर, तूप इत्यादी. पिवळ्या - केशरी भाज्या आणि फळे, पपई उत्तम! तुम्ही नॉनव्हेज खात असाल तर मासे उत्तम!
- अंधारात, रात्री कमी दिसत असेल तर नेत्रतज्ज्ञाकडे जावे आणि कारणे तपासून घ्यावीत. केवळ घरगुती उपचार करू नयेत.
- उन्हामध्ये बाहेर जाताना यूव्ही प्रोटेक्टिव्ह गॉगलचा वापर करावा.

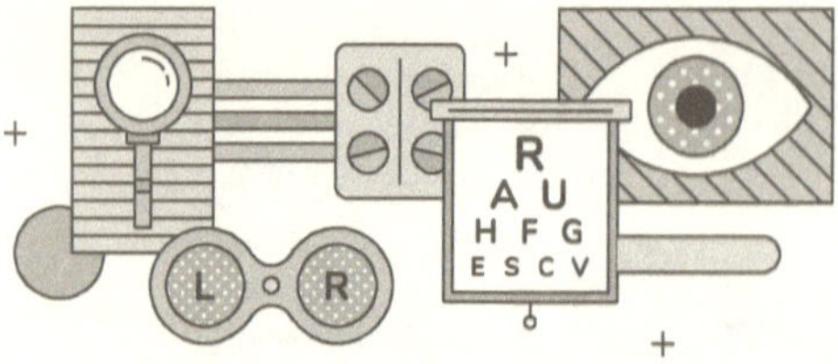

दैनंदिन जीवनात डोळ्यांची काळजी

डोळ्यांना आपल्या 'शरीराची/देहाची खिडकी' म्हटले जाते. शरीरातल्या अनेक व्याधी नुसते डोळे बघितले तरी समजतात. त्यामुळे डोळे निरोगी असतील तरच जीवन जगण्याचा आनंद घेता येतो.

डोळ्यांची निगा राखताना तुम्ही सकाळी उठल्यापासून काय कराल?

- स्वच्छ आणि थंड पाण्याने डोळे स्वच्छ धुऊन घ्यावेत.
- डोळ्याच्या आत पाणी मारू नये.
- कॉम्प्युटर किंवा टीव्ही पाहताना एआरसी कोटिंग असलेला चश्मा वापरल्यास उत्तम!
- बाहेर पडताना यूव्ही प्रोटेक्शनचे चश्मे किंवा गॉगलचा शक्यतो वापर करावा; जेणेकरून सूर्यप्रकाशाचा त्रास डोळ्यांना होत नाही.
- गॉगल्सचा फायदा धूळ व इतर कचरा यापासून संरक्षण करण्यास होतो, त्यामुळे डोळ्यांना इजा होत नाही.
- आहारामध्ये जास्तीत जास्त हिरव्या पालेभाज्या, गाजर व पाणी यांचा वापर करावा.
- झोपण्यापूर्वी डोळ्यांचा थकवा कमी करण्यासाठी काकडीचे काप करून डोळ्यांवर दहा मिनिटे ठेवावेत.

- झोपताना डोळ्यांना पट्टी (आय कव्हर) लावून झोपावे. (Optional)
- वयाच्या चाळिशीनंतर दर वर्षी डोळे तपासून घ्यावेत.
- काहीही कारण नसताना डोळे फ्रेश असावेत म्हणून बाजारामधील कोणतेही ड्रॉप डोळ्यांत टाकू नयेत. नेत्रतज्ज्ञांचा सल्ला घेऊनच ड्रॉपचा वापर करावा.
- संगणकाचा वापर करताना सर्वांनी २०-२०-२० या नियमाचा (फार्मुल्याचा) वापर करावा.

२०-२०-२० म्हणजे काय?

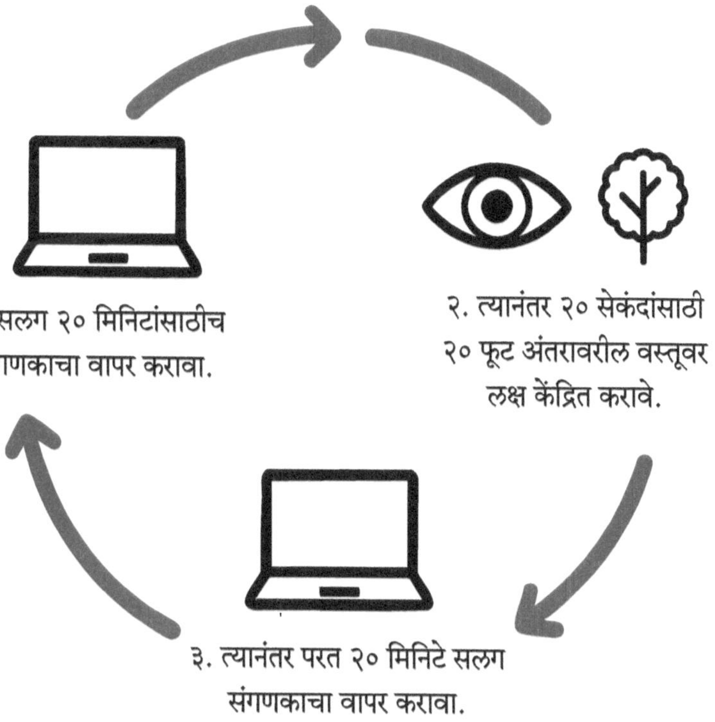

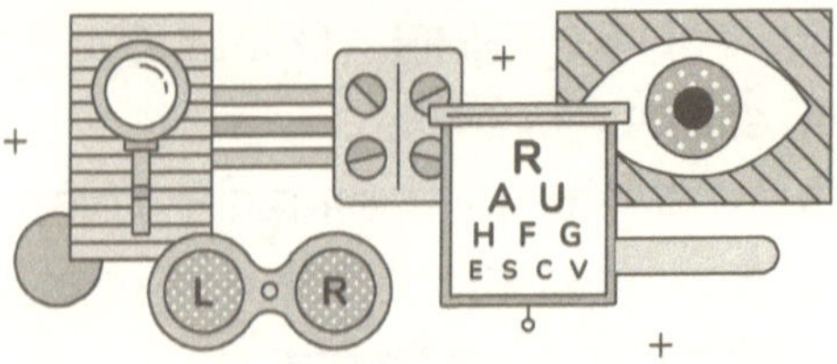

लहान मुलांमध्ये डोळ्यांची निगा

कोरोनानंतर डोळ्यांच्या अनेक समस्या समोर येत आहेत. यामध्ये लहान मुलांनाही दृष्टीच्या समस्या निर्माण झाल्याच्या अनेक घटना आहेत. लहानपणी डोळ्यांना अशा प्रकारे त्रास किंवा इजा झाल्यास वार्धक्यात हा आजार आणखी वाढू शकतो. त्यामुळे लहान मुलांमध्ये डोळ्यांची विशेष काळजी घ्यायला हवी.

डोळा हा अतिशय नाजूक अवयव असल्यामुळे त्याची काळजी घेणे तेवढेच आवश्यक असते. डोळ्यांची काळजी लहानपणापासूनच घ्यायला हवी. सध्याची आपली जीवनशैली वेगाने बदलत आहे. सोबतच वातावरण, प्रदूषण असे अनेक घटक बदलत आहेत.

कोरोनादरम्यान लॉकडाऊनच्या दिवसांत लहान मुलांमध्ये स्क्रीन टाईम वाढला. करमणुकीसोबतच शिक्षणासाठीही मुलं डिजिटल गॅझेटचा जास्त वापर करायला लागली. त्याचा डोळ्यांवर नक्कीच परिणाम झाला. अशी कित्येक उदाहरणे आपल्या समोर आहेत. अनेकदा लहान

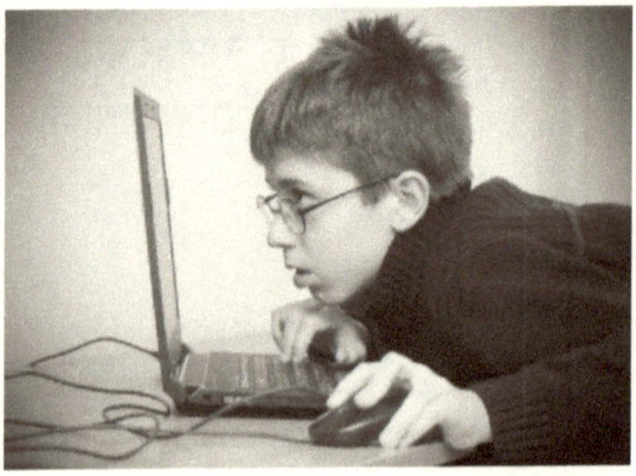

मुले आपल्या डोळ्यांना होणारे त्रास सांगू शकत नाहीत. कारण मुलांना हा त्रास लवकर समजून येत नाही. त्यामुळे पालकांनीच यासंदर्भात जागरूक राहून पाल्याला डोळ्यांसंदर्भात काही त्रास होतो आहे का, याची पडताळणी करणे गरजेचे आहे.

लहान मुलांमध्ये आढळणारी लक्षणे

- खूप जवळ बसून टीव्ही पाहणे
- पुस्तक खूप जवळ धरून वाचणे
- वाचताना एखादी ओळ निसटणे किंवा वाचताना शब्दांवर बोट ठेवून वाचणे
- चांगले दिसण्यासाठी मान अथवा डोळे वाकडे करून पाहणे
- सतत डोळे चोळणे
- प्रकाशाचा त्रास होणे किंवा उन्हामध्ये डोळ्यांतून पाणी येणे
- एक डोळा बंद करून पुस्तक वाचणे किंवा टीव्ही पाहणे
- जवळच्या क्रिया – उदाहरणार्थ, वाचन किंवा अभ्यास यासाठी त्रास होणे
- वर्गात शेवटच्या बाकावरून फळ्यावरचे न दिसणे
- सतत डोकेदुखी, डोळे दुखणे किंवा डोळे थकल्याची वारंवार तक्रार करणे
- कॉम्प्युटरच्या अथवा मोबाईलच्या वापरास नकार देणे
- सतत डोळे मिचकावणे
- अभ्यासाबाबतीत निरुत्साही असणे
- डोळ्यांतून पाणी येणे, वारंवार रांजणवाडी येणे

डोळ्यांची काळजी

१. लहान मुलांनी वारंवार डोळे चोळणे टाळावे.

२. हातांमुळे जंतुसंसर्गाचा धोका वाढतो. त्यामुळे हात सतत स्वच्छ धुवावेत.

३. प्रखर सूर्यप्रकाशापासून डोळ्यांचे रक्षण करावे. नेहमी गॉगल, टोपी यांचा वापर करावा.

४. तीव्र सूर्यप्रकाशामध्ये अतिनील किरणे असतात. त्यामुळे अशा प्रकाशात जाणे टाळावे.

५. मुलांचा स्क्रीन टाईम कमी करावा. यामधून निघणारे किरण डोळ्यांना इजा करू शकतात.

६. कमी प्रकाशामध्ये किंवा अंधारामध्ये मोबाईलचा वापर करू नये.

७. दरवर्षी लहान मुलांच्या डोळ्यांची नियमितपणे तपासणी करावी. बाळ तीन महिन्याचे असताना, नंतर तीन वर्षांचे झाल्यावर तर तिसरी तपासणी सहा वर्षांचे झाल्यावर करावी. यानंतरच्या तपासण्या डॉक्टरांच्या सल्ल्यानुसार कराव्यात.

८. आहारात पालेभाज्या, गाजर अशा जीवनसत्त्व अ असणाऱ्या घटकांचा समावेश करावा.

९. कधीकधी केवळ चश्मा आवडतो या कारणास्तव मुले डोळ्यांच्या तक्रारी करतात. त्याची शहानिशा डॉक्टरांकडे जाऊन करणे श्रेयस्कर आहे.

१०. मुलांना भरपूर मैदानी खेळ खेळण्यासाठी प्रोत्साहित करावे.

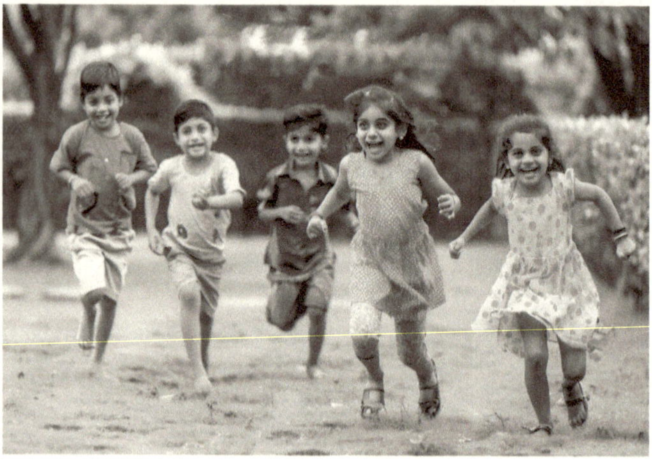

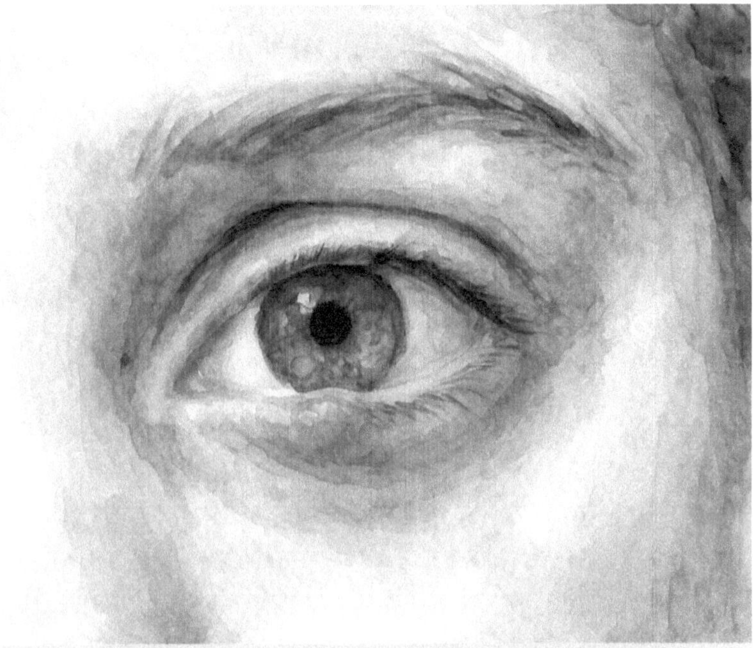

डोळ्यांच्या पापणीचे विकार

रांजणवाडी (Stye)

ब्लेफेरायटिस (Blepharitis)

टोसिस (Ptosis)

चेहऱ्याचा लकवा (Facial Palsy)

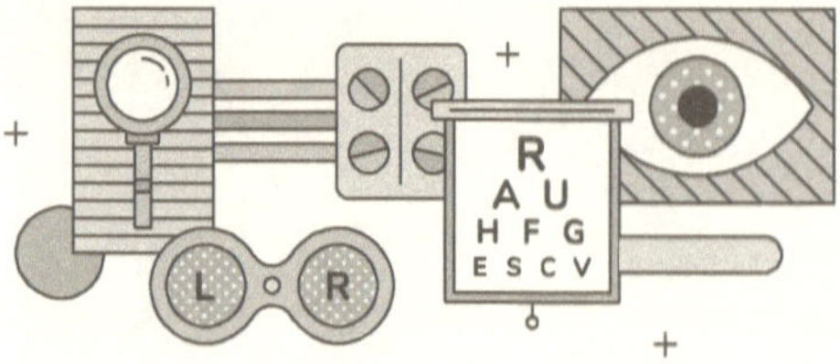

रांजणवाडी (Stye)

रांजणवाडी (Stye) हा डोळ्याच्या पापण्यांना होणारा जंतुसंसर्ग आहे. रांजणवाडीमध्ये पापणीच्या केसाच्या मुळाशी जंतुसंसर्ग होऊन फोड येतो, तो बहुतांशी दुखरा असतो. पापणी सुजते, लाल होते; डोळा उघडण्यास त्रास होतो; पापणीजवळ ठसठसते, अशी तक्रार रुग्ण करतात. क्वचित डोळ्यांतून पाणी येते, घाण येते, डोळा लाल होतो.

कारणे

चश्म्याचा नंबर असतानादेखील न वापरणे आणि डोळ्यांवर सतत ताण देणे, नीट दिसत नसताना सतत डोळे चोळणे, मधुमेह, अस्वच्छता, अनारोग्य, पचनासंबंधीचे काही विकार असणे, काही औषधांचे दुष्परिणाम, उष्ण प्रकृती अशा अनेक बाबी रांजणवाडी होण्यास कारणीभूत ठरतात.

प्रकार

दुखरी रांजणवाडी (Stye) (बाहेरील बाजूस)

लक्षणे

- डोळ्यांना अत्यंत वेदना होतात.
- डोळ्यांच्या पापणीजवळ छोटा मुरूम येतो.

- हा पापणीजवळ असल्याने डोळ्यांची उघडझाप करताना रुग्णास वेदना होते.
- डोळा लाल होतो.
- डोळ्यातून पाणी येते.
- उपचार न केल्यास पूर्ण डोळ्याला सूज येते.

उपचार

- डोळ्यात आणि पोटात एकत्रित औषधे घेतल्यास पाच-सहा दिवसांत रांजणवाडी बरी होते; त्याबरोबरीने पापणीला गरम, सुक्या फडक्याने शेक देणे आवश्यक आहे.
- दुखरी रांजणवाडी वेळेत औषधोपचारांद्वारे बरी न झाल्यास त्याची गाठ तयार होते आणि ती टणक होऊ शकते. गरम शेक आणि औषध यांनी ती बरी होत नाही. ती काढण्यासाठी पापणीला भूल देऊन छोटी शस्त्रक्रिया करावी लागते.
- शस्त्रक्रियेआधी रक्त व लघवीच्या तपासण्या कराव्या लागतात.

गाठीची रांजणवाडी (Chalazion)

पापणीच्या आतील बाजूस न दुखणारी गाठ येते, ती गाठीची रांजणवाडी.

कारणे

- दुखरी रांजणवाडी होण्यासाठी ज्या गोष्टी कारणीभूत आहेत, त्याच कारणांमुळे ही रांजणवाडी होते.

लक्षणे

- पापणीला न दुखणारी गाठ येते.
- पापणी जाड होते.
- गाठ जास्त दिवस राहून इन्फेक्शन झाले तर ती दुखू लागते.

उपचार

- छोटी गाठ असल्यास (गरम कपड्याने शेक दिल्यास) विरघळून जाऊ शकते.
- मोठी गाठ शस्त्रक्रिया करून करावी लागते. Chalazion surgery (I & C)

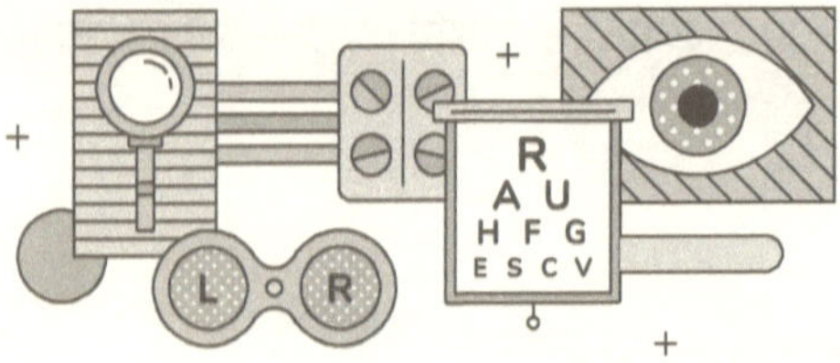

ब्लेफेरायटिस (Blepharitis)

ब्लेफेरायटिस (Blepharitis) हा डोळ्याच्या पापणीचा आजार आहे. यात डोळ्याच्या पापणीला सूज व खाज येते आणि रुग्णाला अस्वस्थता जाणवते.

लक्षणे

- पापणी सुजणे
- पापणीच्या केसांच्या मुळाशी पांढरट कण अथवा चिकट घाण येणे
- पापण्या लाल होणे
- डोळ्यात टोचणे
- डोळ्यातून घाण येणे
- पापण्यांची सतत उघडझाप होणे
- उजेडाकडे पाहायला त्रास होणे
- पापण्यांचे केस गळणे

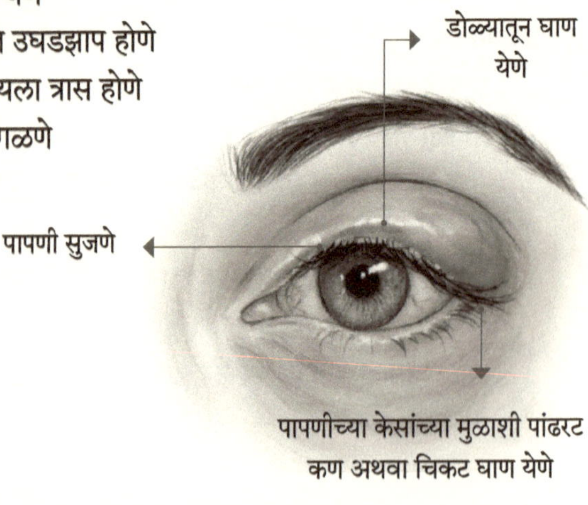

कारणे

- चश्म्याचा नंबर असूनही न वापरणे
- अस्वच्छता
- डोक्यात कोंडा असणे
- कॉन्टॅक्ट लेन्स सोल्युशनची ॲलर्जी असणे
- एकमेकांची सौंदर्यप्रसाधने वापरणे
- तेलकट त्वचा
- रजोनिवृत्ती अथवा हार्मोन्समधील बिघाड
- ताणतणाव
- संगणकाचा जास्त वापर

प्रकार

ब्लेफेरायटिस दोन प्रकारचा असतो.

१. **स्क्वॅमस :** यामध्ये डोळ्यांच्या पापण्यांच्या केसांच्या मुळांशी पांढरे कोंड्याचे कण आढळतात. हा औषधाने बरा होणारा प्रकार आहे.

२. **अल्सरेटिव्ह :** यामध्ये पापण्यांच्या केसाच्या मुळाशी जखमा असू शकतात. त्यातून रक्त येऊ शकते. यावर वेळेत उपाययोजना करणे गरजेचे आहे.

उपाय

- स्टिरॉइड आणि अँटिबायोटिक मलमे
- कोंडा कमी करणारे उत्तम प्रकारचे शाम्पू वापरणे
- योग्य प्रकारचा चश्मा वापरणे
- डोळ्यांची आणि चेहऱ्याची स्वच्छता राखणे, त्वचाविकारांवर उपाययोजना करणे
- याचे मूळ कारण शोधून त्यावर उपाय करणे

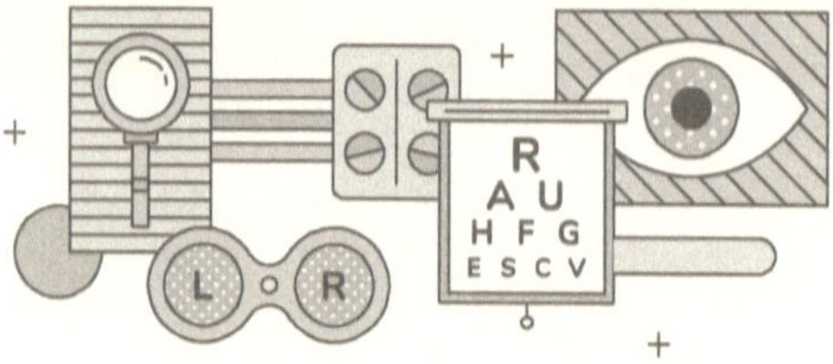

टोसिस (Ptosis)

टोसिस (Ptosis) डोळ्याच्या पापणीशी निगडित आजार आहे. यामध्ये डोळ्याची पापणी खाली सरकते आणि डोळा पूर्णपणे उघडण्यास पापणीच्या अकार्यक्षमतेमुळे अडथळा येतो. पापणी थोडी अथवा पूर्णपणेही खाली पडू शकते. परिणामी, नजरेमध्ये अडथळा येतो.

कारणे

- मेंदूचे अथवा मज्जासंस्थेचे काही विकार
- डोळ्यांच्या संदर्भात कोणता अपघात झाला असेल तर
- जन्मतः टोसिस असू शकतो
- शरीराचे गंभीर आजार
- पक्षाघाताचा झटका (अर्धांगवायू)
- वयोमानानुसार पापणीची त्वचा सैल होते आणि प्सुडो म्हणजे खोटा टोसिससारखा दिसणारा आजार वाटू शकतो.

तपासणी

दोन्ही डोळे उघडे असताना वरच्या आणि खालच्या पापणीतले अंतर आणि दोन डोळ्यांमधील अंतर याची तुलना करून पापणी किती मिलिमीटरने खाली आली आहे, याची तपासणी केली जाते.

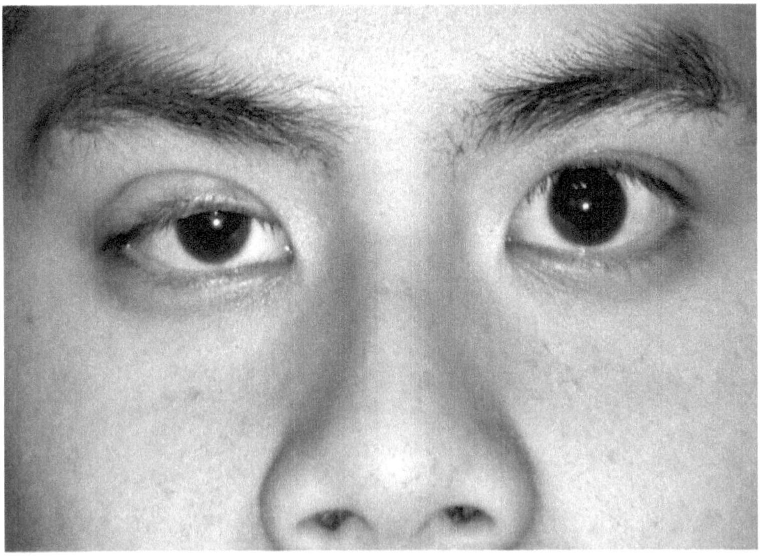

टोसिस (Ptosis)

उपचार

- त्वरित वैद्यकीय सल्ला घ्यावा.
- रक्त तपासणी व त्यावर उपचार
- स्नायूंची तपासणी करण्याकरिता इलेक्ट्रोमायोग्राफी
- सीटी स्कॅन/एमआरआय करून काही समस्या असेल तर त्यावर उपचार
- डोळे पूर्णतः मिटता यावेत यासाठी ऑक्युलोप्लास्टिक शस्त्रक्रिया
- चेहऱ्यावर हालचाली होण्यासाठी फिजिओथेरपी आणि योग्य उपचार

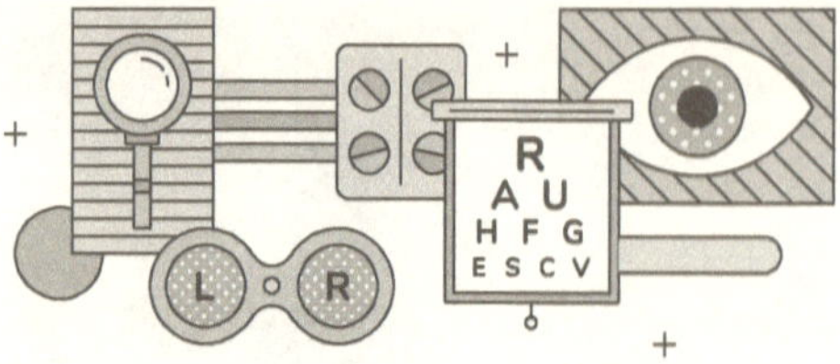

चेहऱ्याचा लकवा (Facial Palsy)

शरीररचनेमध्ये प्रत्येक अवयवाकडून मेंदूकडे संवेदना जाते आणि मेंदूकडून प्रत्येक अवयवाकडे त्याचे उत्तर अथवा पुढे काय करायचे याची माहिती पुरवली जाते. अक्षरशः सेकंदाच्या काही भागातच हे काम होते. अशीच चेहऱ्याला मेंदूकडून संवेदना पोहोचवणारी 7th क्रेनिअल नर्व्ह / शीर काम करेनाशी झाली की त्याला चेहऱ्याचा लकवा (फेशियल पाल्सी) आजार होऊ शकतो.

यामध्ये चेहरा आणि त्याच्यावरील स्नायूंची हालचाल व्यवस्थित होत नाही. हावभाव दर्शवणे, नीट खाणे, चावणे, डोळ्यांच्या पापण्या मिटणे या सर्व क्रियांमध्ये अडथळा येतो.

लक्षणे

यामध्ये प्रामुख्याने पुढील लक्षणे आढळतात :

- चेहरा वाकडा होतो.
- चावणे अवघड जाते.
- पापण्या पूर्णतः बंद करता न येणे या क्रियेला लॅगोफ्थाल्मोस (Lagophthalmos) असे म्हणतात.
- भुवया उंचावणे अवघड जाते.

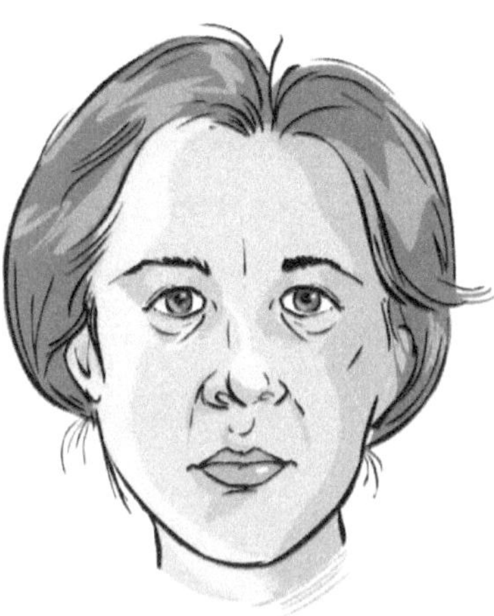

सामान्य चेहरा

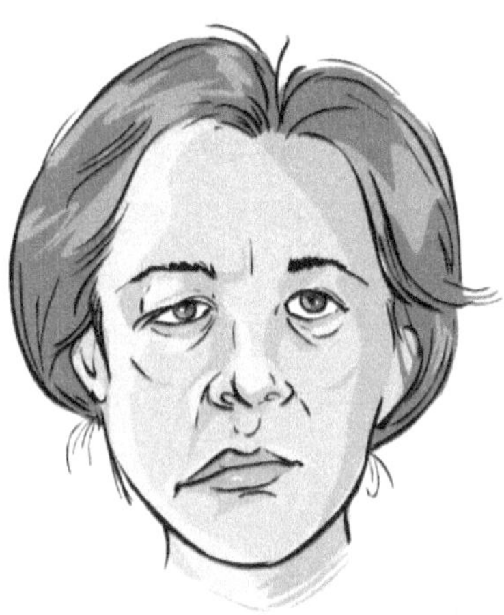

चेहऱ्याचा लकवा (Facial Palsy)

- घास त्या बाजूने अडकणे

कारणे

- मेंदूमध्ये अथवा मानेमध्ये गाठ असल्यास आतील शिरांच्या नैसर्गिक रचनेला बाधा येते.
- मेंदूला इजा
- अपघातामुळे चेहऱ्याला इजा
- अनियंत्रित मधुमेह आणि उच्च रक्तदाब
- मेंदूच्या शस्त्रक्रियेनंतर
- दातावर चुकीच्या पद्धतीने केला गेलेला उपचार
- बाळांना जन्मतः हा विकार असू शकतो.
- कान-नाक-घशाचे काही विकार

उपचार

- मूळ कारण शोधून त्यावर उपचार करावा. उदाहरणार्थ, मधुमेह, उच्च रक्तदाब व मेंदू यांच्याशी निगडित आजार

- फिजिओथेरपी करून हा स्नायू मजबूत केला जाऊ शकतो.
- कधीकधी डॉक्टरांकडून स्टेरॉईड गोळ्यांच्या स्वरूपात उपचार केला जातो.
- जीवनसत्त्वे असलेली औषधे काही दिवसांसाठी पोटातून दिली जातात. रात्री डोळा उघडा राहत असल्यामुळे डोळ्याला इन्फेक्शन होऊ नये म्हणून रात्री झोपताना टेप टॉर्सोरॅफी करणे तसेच तुमच्या डोळ्यांच्या डॉक्टरच्या सल्ल्याने काही ल्युब्रिकेटिंग ड्रॉप्स डोळ्यांमध्ये टाकावे. ही रिकव्हरी होण्यासाठी कधी कधी सहा महिने ते काही वर्षेही लागू शकतात.

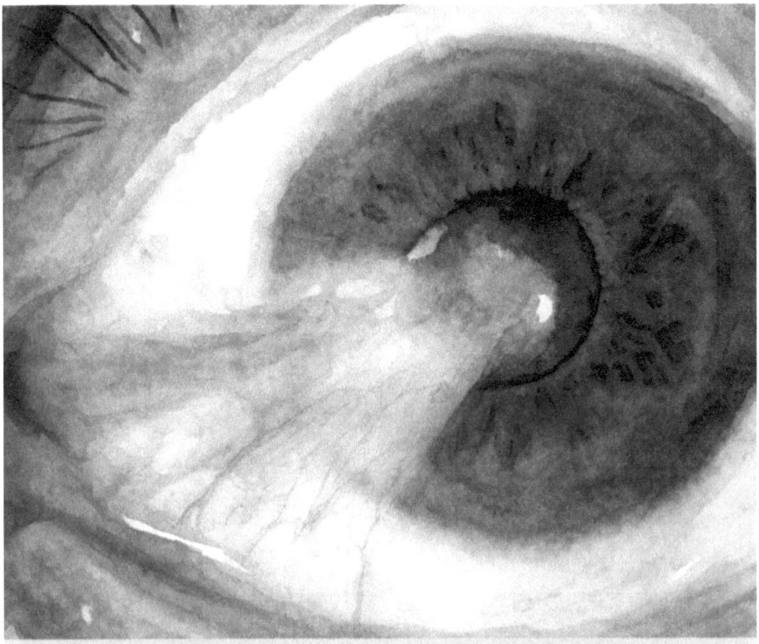

डोळ्याच्या बाह्य आवरणाचे विकार

डोळे येणे (Conjunctivitis)

वेल (Pterygium)

डोळ्यांना होणारी इजा

डोळे कोरडे पडणे (Dry Eye)

लासरू

डोळ्यांची नागीण (Herpes)

डोळ्यांचा उष्णवास

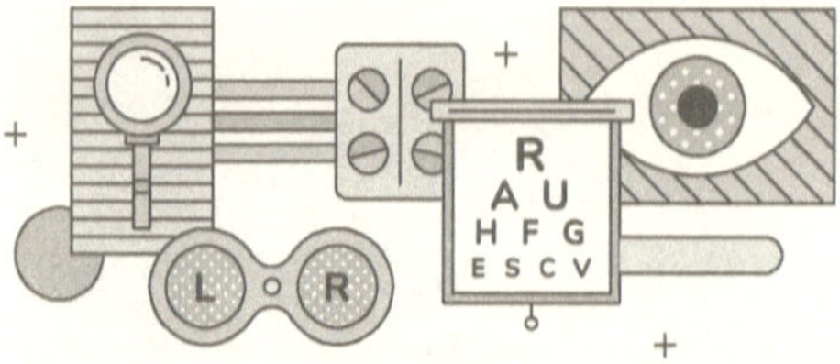

डोळे येणे (Conjunctivitis)

> *डोळे... जीवनाचे रंग बघण्यासाठी, निसर्गाचा आविष्कार बघण्यासाठी, आजूबाजूची जाणीव होण्यासाठी आहेत. पण हेच डोळे जेव्हा सकाळी उठल्यावर उघडत नाहीत, तेव्हा समजून घ्यायचे की आपले डोळे आले आहेत. थोडे उपरोधिक असेल; पण हेच सत्य आहे.*

जागे व्हा... डोळे न येण्यासाठी!

पावसाळा आला की आपली उन्हाच्या तडाख्यातून सुटका होते. छान आल्हाददायक वातावरण सर्वत्र निर्माण होते. पण पावसाळा अनेक संसर्गजन्य आजारांनाही सोबत घेऊन येत असतो. पाऊस नसतो त्या वेळी दमट वातावरण निर्माण होते. हे वातावरण अनेक जंतूंच्या पोषणासाठी आवश्यक असते. याच काळात सर्दी-खोकला, ताप, पोटाचे आजार असे साथीचे आजार पसरतात; यासोबतच आपले डोळेही येतात. यालाच कजंक्टीव्हायटीस ***(Conjunctivitis)*** म्हणतात. हा कंजक्टायव्हा म्हणजे डोळ्यांवर असणारे अर्धपारदर्शक आवरण. आपले डोळे आले तर डोळ्यांना सूज येण्यासोबतच डोळ्यांतून स्रावही येण्यास सुरुवात होते. हा स्राव सामान्यपणे चिकट (Mucid), चिकट पूयुक्त (Mucopurulent) किंवा पाण्यासारखा (Watery) असू शकतो.

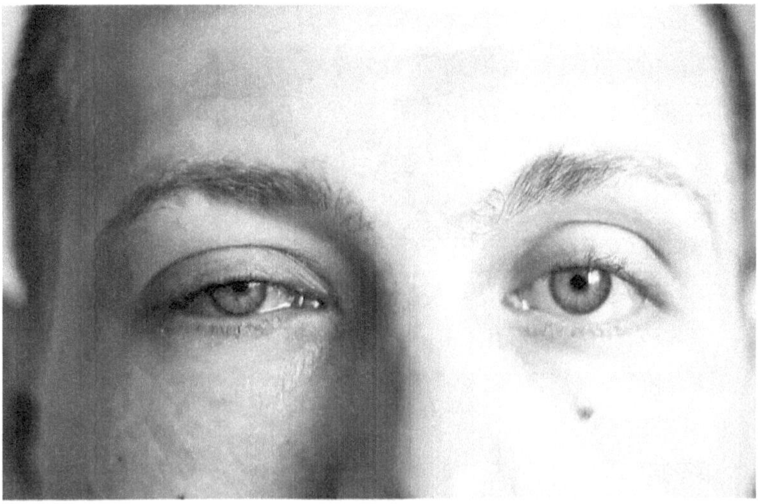

प्रकार

१. ॲक्युट म्यूकोप्यूरुलेंट कंजक्टिव्हायटीस
२. क्रॉनिक सिंपल कंजक्टिव्हायटीस

डोळे येण्याच्या कारणांनुसारही त्याचे प्रकार

- **इन्फेक्टिव्ह :** कोणत्याही प्रकारच्या जंतुसंसर्गामुळे होणारा आजार
- **ॲलर्जीक :** ॲलर्जी असल्यास होणारा आजार
- **इरिटेटिव्ह :** डोळ्यांमध्ये कचरा गेल्याने
- **ट्रॉमॅटिक :** डोळ्याला मार लागल्यामुळे

डोळे येण्याचे कारण

बॅक्टेरियल कंजक्टिव्हायटीस जंतुसंसर्ग, अस्वच्छता, घाणेरड्या सवयी, उष्ण आणि कोरडे हवामान, तसेच डोळे आलेल्या व्यक्तीच्या संपर्कात आल्यामुळे डोळे येऊ शकतात.

लक्षणे

- डोळे लाल होणे

- डोळ्यांमध्ये टोचल्याची भावना होणे
- डोळ्यांमधून चिकट स्राव येणे (पांढरा/पिवळा)
- सकाळी उठल्यावर डोळे चिटकणे

उपचार

- नेत्ररोगतज्ज्ञांच्या सल्ल्यानुसार यावर औषधोपचार सुरू करावा.
- डोळ्याला त्रास होऊ नये म्हणून काळ्या रंगाचा चश्मा वापरावा.
- एकमेकांच्या वस्तू हाताळू नयेत.
- डोळ्यातील घाण स्वच्छ कपड्याने अथवा कापसाने पुसावी.
- डोळे स्वच्छ ठेवावेत.
- इतरांना आपल्यामुळे संसर्ग होणार नाही याची काळजी घ्यावी.
- वारंवार डोळ्याला हात लावणे टाळावे.
- आराम करणे हितावह असेल.
- जास्तीत जास्त पाणी प्यावे.
- दैनंदिन आहारात दररोज सकस प्रोटीनयुक्त पदार्थांचा समावेश करावा.

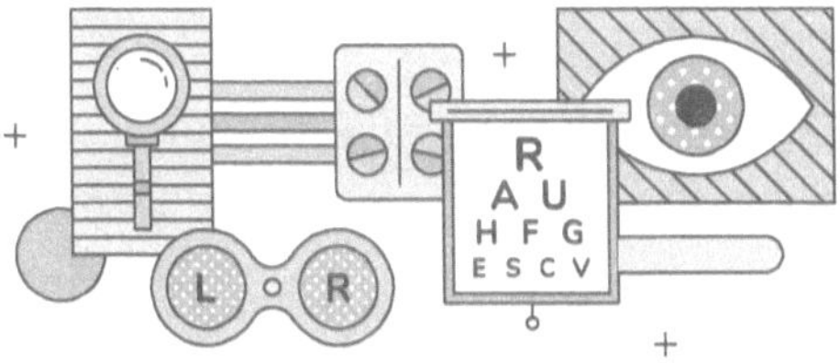

वेल (Pterygium)

एखाद्या वेळी अचानक डोळ्यांमध्ये किंवा बुबुळाच्या बाजूला त्रिकोणाकृती आकाराचा मांसल भाग दिसायला लागला की समजून जायचे की आपल्याला 'टेरिजियम' (Pterygium) होण्यास सुरुवात झालेली आहे.

अंधत्वाचा वेल

या आजाराविषयी साध्या भाषेत सांगायचे तर याला डोळ्यांवर मांस येणे किंवा वेल वाढणे असे म्हणतात. टेरिजियम (Pterygium) म्हणजे पंख्याच्या आकाराचा त्रिकोणाकृती आकाराचा मांसल भाग होय. हा त्रिकोणाकृती मांसल भाग डोळ्याच्या पांढऱ्या भागापासून वाढण्यास सुरुवात होते, तो हळूहळू डोळ्याच्या बुबुळाकडे सरकत जातो. त्याची वाढही होऊ शकते.

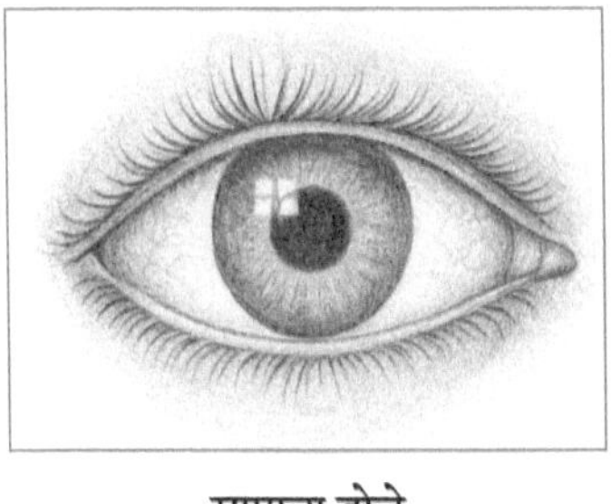

सामान्य डोळे

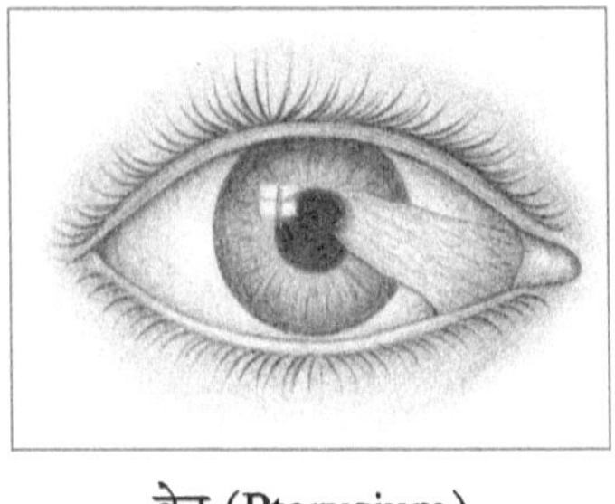

वेल (Pterygium)

हा आजार का होतो हे अगदी सांगता येत नसले, तरी उष्णकटिबंधीय क्षेत्रात राहणाऱ्या नागरिकांमध्ये किंवा सतत उष्णतेमध्ये काम करणाऱ्या नागरिकांमध्ये हा आजार दिसून येतो. तसेच ज्यांचा संपर्क सतत तीव्र हवा, प्रखर उष्णतेशी आहे, त्यांच्यामध्ये याचे प्रमाण जास्त आढळते. उदाहरणार्थ, वीटभट्टी कामगार. सतत डोळे चोळून डोळ्यांचा पृष्ठभाग खडबडीत होतो, तेव्हाही या आजाराचा धोका वाढतो.

लक्षणे

या आजारात सुरुवातीच्या काळात कोणतीच लक्षणे दिसून येत नाहीत. मात्र, नंतर वारा, धूळ, उष्णता यांच्या संपर्काने डोळे लाल होणे, डोळ्यातून पाणी येणे अशी लक्षणे दिसायला लागतात. हा मांसल भाग वाढून बुबुळापर्यंत आल्यास दृष्टी कमी होऊ शकते. त्यामुळे वेळीच त्यावर उपचार आवश्यक आहेत.

प्रकार आणि श्रेणी/ग्रेड्स

१. **प्रोग्रेसिव्ह :** यामध्ये वाढत जाणारे मांस हे रक्तवाहिन्यांचे जाळे असते.
२. **रीग्रेसिव्ह :** हे वाढत नाही; पण गुलाबी पांढरट रंगाचे असते. दुखापतीमुळे म्हणजेच एखाद्या अपघातात रसायनिक द्रव्यामुळे जखम झाल्यास किंवा आगीशी संबंधित कामात किंवा अपघातात आगीचा सामना करावा लागल्याने होऊ शकते.

उपचार

- रीग्रेसिव्ह प्रकारामध्ये चिकित्सेची गरज नसते... 'ओन्ली थिंग इज कॉस्मेटिक'. प्रोग्रेसिव्हमध्ये फक्त शस्त्रक्रिया हा एकच पर्याय आहे. यामध्ये विनाटाका कंजेक्टिव्हल ग्राफ्ट आणि फायब्रिन ग्लूचा वापर करून पडदा काढलेल्या जागी चिकटवला जातो.
- काळजी न घेतल्यास शस्त्रक्रियेनंतर टेरिजियम पुन्हा वाढू शकतो.
- ऑटो ग्राफ्ट (कंजंक्टिव्हल)चा वापर केल्यास परत येण्याची शक्यता कमी होते.

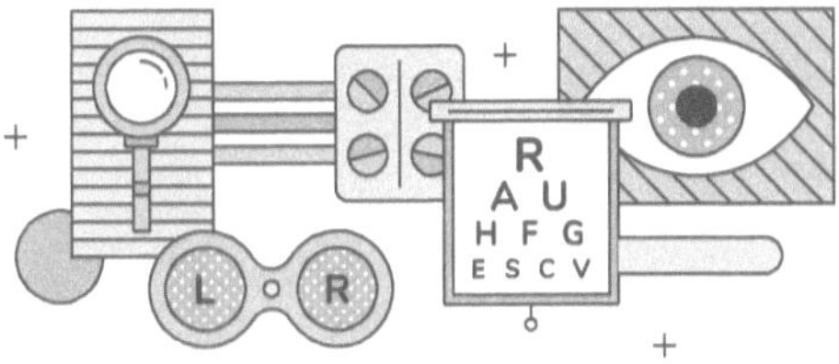

डोळ्यांना होणारी इजा

> *कधीकधी डोळ्याला होणारी इजा वरवरची असते, तर कधीकधी गंभीर स्वरूपाची असते; त्यामुळे रुग्णावर दृष्टी गमावण्याची वेळ येऊ शकते.*

डोळ्याला इजाही वेगवेगळ्या कारणांनी आणि वस्तूंनी होऊ शकते. टोकदार वस्तू – उदाहरणार्थ, धनुष्यबाणाचा बाण, सुई, वेल्डिंग करताना उडणारे तप्त कण, टोकदार लेखणी, बार, खिळा आदी; तर काही बोथट वस्तू – उदाहरणार्थ, क्रिकेटचा चेंडू, बॅडमिंटनचे शटल, अपघाताने हाताचा फटका डोळ्यावर बसणे अशा अनेक कारणांनी डोळ्याला इजा होऊ शकते.

डोळ्याला कशा प्रकारे इजा होऊ शकते ते पाहू या. वेल्डिंगचे काम करताना लोखंडी बर डोळ्यांत बुबुळावर चिकटली तर वरवरची जखम होते, जी दोन-तीन दिवसांत भरून निघते. बर अथवा लोह धातूचा कण बुबूळ छेदून आत गेला तर गंभीर जखम होऊ शकते. उदाहरणार्थ,

- बुबूळ फाटणे
- मोतीबिंदू तयार होऊन तो फुटणे
- डोळ्याच्या मागच्या पडद्याला इजा होणे
- काचबिंदू होणे
- मागचा पडदा सुजून तिथे रक्तस्राव होणे, तो जागेवरून हलणे
- बुबूळ कायमस्वरूपी पांढरे पडणे

तपासण्या

यासाठी स्लिट लॅम्प एक्झामिनेशन बी स्कॅन, ओसीटी यांसारख्या अनेक तपासण्या असतात.

काय करावे?

- असे झाल्यास त्वरित औषध उपाययोजना करणे गरजेचे आहे.
- क्वचितप्रसंगी डोळ्याची शस्त्रक्रिया करावी लागू शकते.
- डोळ्यात इंजेक्शन घ्यावे लागू शकते.

खबरदारीच्या उपाययोजना

- कारखान्यात काम करणाऱ्यांनी सेफ्टी गॉगल वापरावा अथवा फेसशिल्ड वापरावे.
- फटाके उडवताना, विटी-दांडू खेळताना, क्रिकेट अथवा बॅडमिंटन खेळताना खबरदारी कशी घ्यावी ते लहान मुलांना समजावून सांगावे आणि डोळ्यांना संरक्षण देणारा गॉगल वापरावा.
- दुचाकी चालवताना डोळ्याला टफन ग्लासचा गॉगल वापरावा.
- गणेशोत्सवात किंवा इतर कार्यक्रमांमध्ये लेसर शोचा वापर टाळला पाहिजे. कारण लेसरमुळे डोळ्यात इजा होते व कायस्वरूपी अंधत्व येण्याची शक्यता असते.

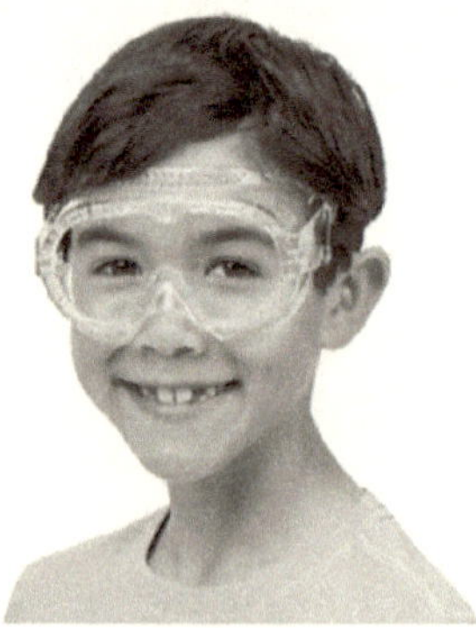

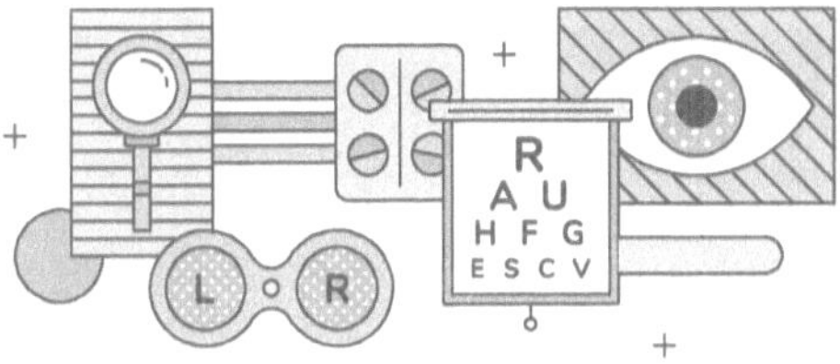

डोळे कोरडे पडणे (Dry Eye)

आपले जीवनमान आणि राहणीमान बदलत आहे. दैनंदिन जीवनात कॉम्प्युटर आणि मोबाईलला वगळून आता आयुष्य जगणे दुरापास्तच आहे. पण या गॅझेटसचा वापर डोळ्यांच्या आरोग्यावर परिणाम करू पाहतो आहे, याकडे आपण जवळजवळ दुर्लक्ष करतो आहोत.

जपा डोळ्यांचा ओलावा...

आपल्या डोळ्यांची सहजपणे उघडझाप करता यावी, तसेच डोळ्यांमध्ये कोरडेपणा येऊ नये, यासाठी डोळ्यांमध्ये अश्रूंचा एक थर असतो, त्याला टीअर फिल्म असेही म्हणतात. आपल्या डोळ्यांची सर्वसाधारणपणे एका मिनिटात दहा ते पंधरा वेळा उघडझाप होते. थोडक्यात, हा ओलावा डोळ्यांमध्ये वंगणाचे कार्य करतो. या अश्रू थरांचे तीन घटक असतात : सर्वांत बाहेरचा थर म्हणजे लिपिड लेअर (तेलकट/स्निग्ध), मधला थर ॲक्विअस लेअर, सर्वांत आतला थर म्युसिन लेअर. या तीनही घटकांची कार्ये वेगवेगळी असतात.

लिपिड लेअर ऊन, वारा यामुळे होणारे डोळ्यांचे बाष्पीभवन रोखतो. ॲक्विअस लेअर हा जंतूंपासून रक्षण करतो. म्हणजेच अँटिबॅक्टेरियल म्हणून तो काम करतो आणि डोळ्यांचे रक्षण करतो. म्युसिन लेअर हा अश्रूंच्या स्तरांमध्ये

स्थिरता आणतो. कोणत्याही कारणामुळे या घटकांमध्ये बिघाड झाल्यास डोळे कोरडे होतात. त्यालाच ड्राय आय ***(Dry Eye)*** म्हणतात.

लक्षणे

- डोळ्यांची आग होते.
- डोळे लाल होतात.
- डोळे सारखे चोळावेसे वाटतात.

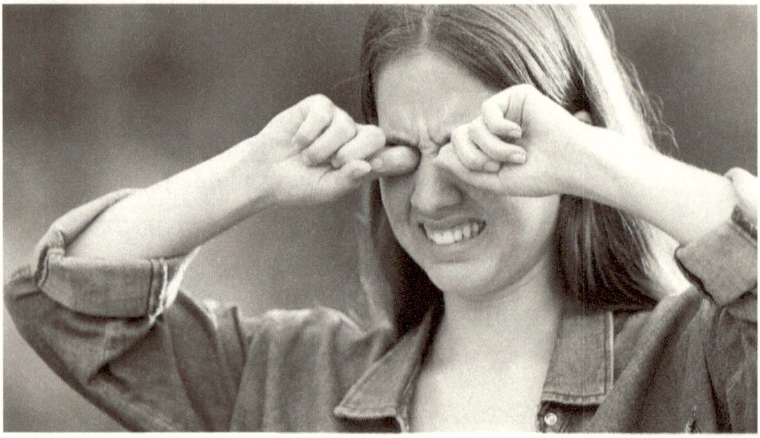

कारणे

साधारण चाळिशीनंतर वातावरणातले प्रदूषण, एअर कंडिशनिंग आणि सतत कॉम्प्युटरवर काम केल्याने डोळ्यात बदल होतो. जे लोक साधारणपणे आठ ते दहा तासांपेक्षा अधिक वेळ कॉम्प्युटरचा वापर करतात, त्यांना ड्राय आय होण्याची जास्त शक्यता असते. साधारणपणे ७५ टक्के लोकांमध्ये हे प्रमाण आढळून येते.

एका संशोधनानुसार मेट्रो सिटी किंवा मोठी शहरे – जेथे प्रदूषणाची पातळी जास्त आहे – अशा शहरातील नागरिकांच्या डोळ्यांमध्ये कोरडेपणा जास्त आहे. यासोबतच मोबाईल, टीव्ही, कॉम्प्युटर यांचा अतिवापरही याला कारणीभूत आहे. डोळ्यांमध्ये येणारा कोरडेपणा हे अंधत्वाचे कारण नाही. मात्र, त्यामुळे रोजच्या कामांमध्ये अडथळे येऊ शकतात. सतत डोळे थकल्यासारखे वाटतात. ज्या कामांमध्ये डोळ्यांच्या संपूर्ण एकाग्रतेची गरज आहे, त्या कामाची कार्यक्षमता

कमी होते. उदाहरणार्थ, वाचन करणे, गाडी चालवणे... यासाठी यावर वेळीच उपचारांची आवश्यकता असते.

- काही ड्राप्समध्ये प्रिझर्वेटिव्हज असतात. त्यामुळेही कोरडेपणा येतो.
- मोतीबिंद व लॅसिक शस्त्रक्रियेनंतर काहींना डोळ्यांना कोरडेपणा येऊ शकतो. यावरती वेळीच उपचार केल्यास हा कोरडेपणा कमी होऊ शकतो.

घरच्याघरी घ्यावयाची काळजी

- जास्त पाणी प्यावे.
- हिरव्या पालेभाज्या, फळे यांचे अधिक सेवन करावे.
- कॉम्प्युटरवर काम करताना २०-२०-२०च्या फॉर्म्युलाचा अवलंब करावा. म्हणजे २० मिनिटांसाठी कॉम्प्युटरचा वापर करावा, त्यांनतर २० फूट अंतरावर २० सेकंद लक्ष केंद्रित करावे, असे दर २० मिनिटांनी पुन्हा करावे.
- कॉम्प्युटरचा वापर करताना 'एआरसी कोटींग' असलेला चश्मा वापरावा. अतिनील किरणांपासून संरक्षण करणारे चश्मे वापरावेत.
- मोबाईल, कॉम्प्युटर यांचा वापर करताना ब्राईटनेस कमी ठेवावा.
- बाहेर पडताना गॉगलचा वापर करावा.
- या उपायांनी बरे न वाटल्यास नेत्रतज्ज्ञांचा सल्ला घ्यावा.

उपचार

- गरज भासल्यास अश्रुग्रंथीची, अश्रुच्या थरांची तपासणी करण्याचा सल्ला दिला जातो.
- ड्रॉप्सने हे बरे झाले नाही, तर काही चाचण्या केल्या जातात. त्यातून कोरडेपणाचे कारण कळते.
- कधीकधी मेबोग्राफी उपचार, टीबीयूटी आणि शर्मर टेस्ट यांसारख्या चाचण्यांची शिफारस केली जाते.
- या चाचण्यांवरून कोरडेपणाची तीव्रता किती आहे हे कळते.
- त्यानुसार ड्राय आय लेसर थेरपीचा पर्याय सुचवला जाऊ शकतो.

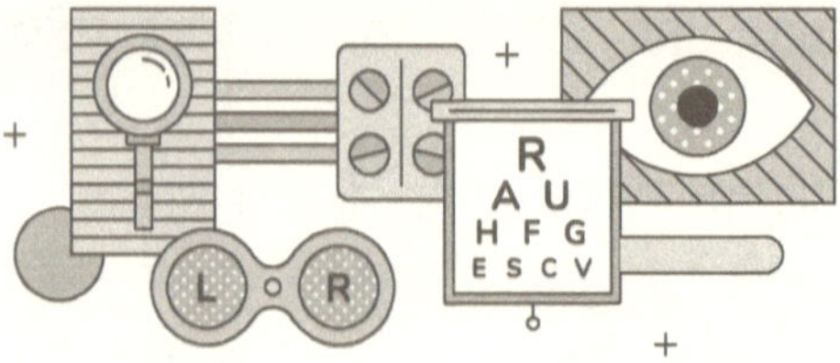

लासरू

डोळ्यामधील अश्रुग्रंथीच्या पिशवीला सूज येणे अथवा त्यामध्ये जंतुसंसर्ग होणे म्हणजे लासरू होय.

धोका लासरूचा

डोळ्यांच्या नाकाकडील कोपऱ्यांत दोन्ही पापण्यांच्या टोकाशी एकेक छिद्र असते. अश्रूंचे वहन होण्यासाठी डोळ्यांतील या छिद्रांमधून एक मार्ग नाकामध्ये उघडतो. एका नळीद्वारे नाकापर्यंत जोडला जातो त्याला नेझोलॅक्रिमल डक्ट ***(Nasolacrimal Duct)*** असे म्हणतात.

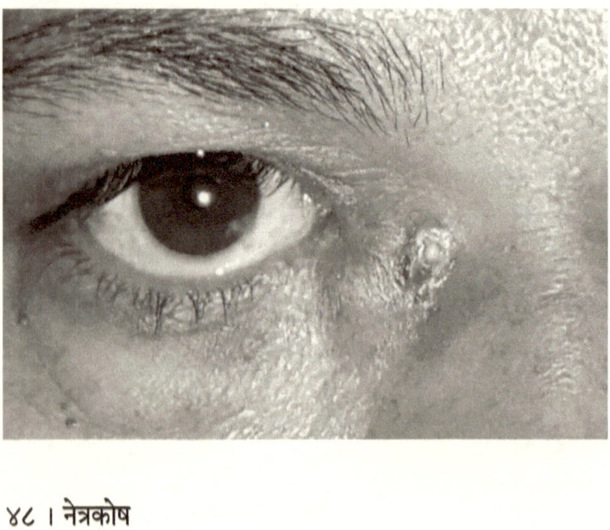

लासरू

लहान मुलांमध्येही या मार्गामध्ये अडथळा आल्यास लासरू आढळतो. वयस्कर नागरिकांमध्ये घाण साचून या नळीत अडथळा निर्माण होण्याची शक्यता असते.

लक्षणे

- लहान मुलांमध्ये डोळ्यांतून सतत पाणी येणे
- डोळ्यांतून पूयुक्त स्राव येणे

उपचार

वयानुसार याच्या उपचारांमध्ये भिन्नता आढळते.

- **मसाज :** लहान मुलांमध्ये पहिल्या दोन-तीन महिन्यांपर्यंत अश्रूंची पिशवी असलेल्या भागापासून खालच्या दिशेने मसाज केला जातो. ९० टक्के केसेसमध्ये हा स्राव निघून जातो.
- **शस्त्रक्रिया :** लहान मुलांमध्ये मसाजने हा अडथळा दूर न झाल्यास प्रोबिंग म्हणजे बारीक पातळ तार घालून मार्ग मोकळा केला जातो. प्रोबिंगला अडथळा असल्यास डीसीआर शस्त्रक्रिया नाकामधून केली जाते. पाणी वहनासाठी मार्ग मोकळा केला जातो अथवा नवीन तयार केला जातो, याला डीसीआर म्हणतात. यामध्ये हा एकमेव पर्याय आहे, ज्यामध्ये ब्लॉकिज काढले जाते. आता यामध्ये अत्याधुनिक पद्धतीने नाकातून लेसरचा वापर करून शस्त्रक्रिया केली जाते. यामुळे पूर्वीच्या शस्त्रक्रियेमध्ये चेहऱ्यावर व्रण पडायचे हे टाळता येते. वृद्ध रुग्णामध्ये असे झाल्यास ऑपरेशनशिवाय दुसरा पर्याय नाही.

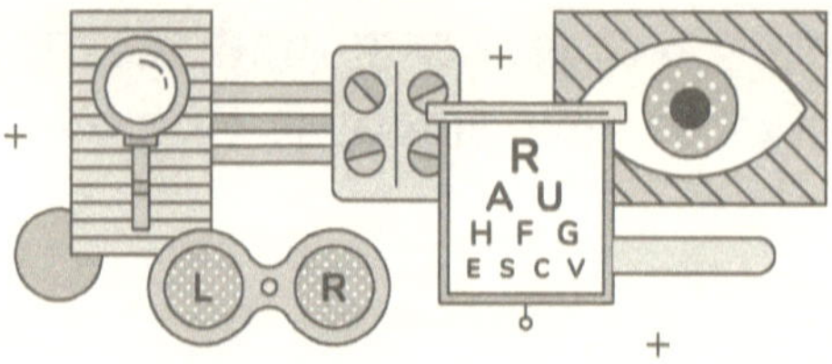

डोळ्यांची नागीण (Herpes)

> *शरिरात उष्णता वाढल्याने नागीण झालेली आपण पाहिली असेल. त्यावर उपचार करून ती बरीही करता येते. मात्र, डोळ्यांची नागीण झाल्यास त्यावर विशेष लक्ष देणे आवश्यक असते.*

वेळीच आवरा नागीण!

डोळ्यांची नागीण हे एक प्रकारचे व्हायरल इन्फेक्शन आहे. झोस्टर (Varicella Zoster) या व्हायरसमुळे डोळ्यांमध्ये या प्रकारचे इन्फेक्शन होते. हा जंतुसंसर्ग प्रामुख्याने चेहराच्या अर्ध्या भागात होतो. हा आजार थेट डोळ्यांशी संबंधित असल्याने याकडे दुर्लक्ष न करता वेळीच उपाययोजना करणे गरजेचे आहे.

लक्षणे

- चेहराच्या अर्ध्या भागात बारीक पुरळ यायला सुरुवात होते.
- नाकाच्या अर्ध्या भागावरही हे पुरळ येतात.
- ताप येण्यास सुरुवात होते.
- पुरळ आलेल्या भागात तीव्र वेदना होतात.
- डोळेही येतात.

यावर कोणताही घरगुती उपचार उपलब्ध नसल्याने वरील लक्षणे दिसल्यास त्वरित नेत्रतज्ज्ञांकडे जाऊन तपासणी करावी.

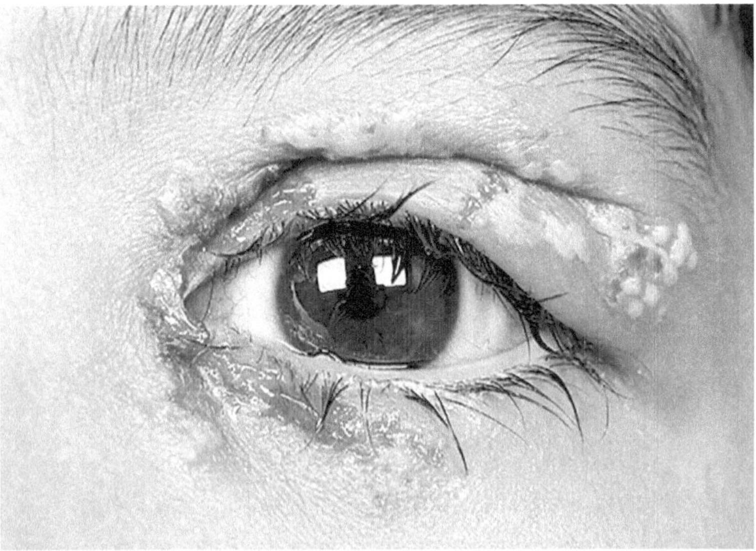

हा आजार कोणास होतो?

साधारणपणे ज्यांची प्रतिकारशक्ती कमी झाली आहे; तसेच ज्यांचा ताणतणाव वाढला आहे, झोप कमी झाली आहे, अशांना हा आजार होण्याची शक्यता जास्त असते.

हा आजार झाल्यास काय करावे?

- जवळच्या नेत्रतज्ज्ञांकडून तपासणी करून पुढील उपचार तत्काळ सुरू करावेत.
- घरच्याघरी आराम करावा.
- जास्तीत जास्त पाणी प्यावे.
- सकस आहार घ्यावा.
- दिलेली औषधे, गोळ्या, मलम यांचा योग्य वापर करावा.
- हा आजार संसर्गजन्य असू शकतो. त्यामुळे आवश्यक ती काळजी घ्यावी.

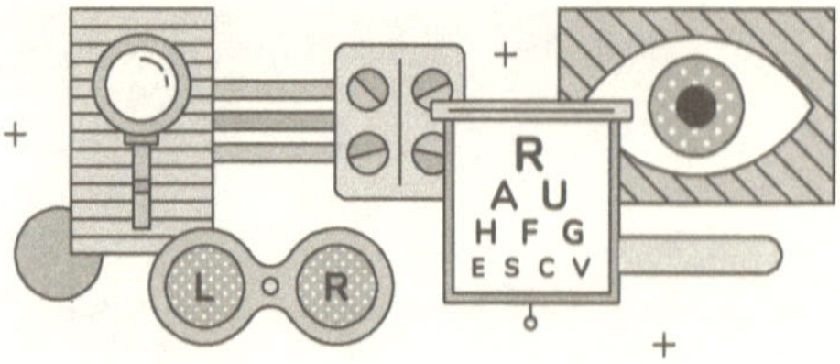

डोळ्यांचा उष्णवास

> *सध्याच्या धावपळीच्या आयुष्यात स्वतःच्या स्वास्थ्याकडे आणि डोळ्यांच्या आरोग्याकडे बहुतांश वेळा दुर्लक्ष केले जाते. मात्र, हे रंगीत जग बघण्यासाठी, त्याचा आनंद घेण्यासाठी डोळ्यांची काळजी घेणेही तितकेच महत्त्वाचे आहे.*

प्रदूषण, धूळ आणि सततच्या उष्णतेमुळे डोळ्यांचे आरोग्य बिघडते; कमी वयात चश्मा लागतो; डोळ्यांखाली काळी वर्तुळे येतात; तसेच पापण्यांवर सूजदेखील येते. अंगातील उष्णता वाढली की डोळ्यांनाही त्याचा त्रास होतो.

उष्णतेमुळे रांजणवाडी

डोळ्यांचा त्रास उद्‌भवण्यामागे अनेक घटक कारणीभूत असतात. उष्णताही यामागचे एक कारण असू शकते. अंगातील उष्णता वाढली की त्याचा डोळ्यांनाही त्रास झालेला पाहायला मिळतो. त्यात अचानक डोळ्यांवर लहान फोड येतात. त्याला रांजणवाडी असेही म्हटले जाते. हा फोड दुखतो; त्यामुळे डोळ्यांना लाली येते, पूदेखील येतो. डोळ्यांच्या पापणीला असलेल्या केसाखालचे छिद्र बंद होऊन जंतुसंसर्ग झाल्याने रांजणवाडी येते. पुरेसे पाणी न पिणे, तिखट आणि तेलकट पदार्थांचे सातत्याने सेवन करणे, यामुळे असे फोड येतात.

डोळ्यांवर हा गाठीसारखा फोड आला तर त्याला गरम शेक देता येतो. त्यातून ही गाठ बसण्याची शक्यता असते. परंतु शेक देऊन फायदा न झाल्यास तज्ज्ञांचा सल्ला घेणे आवश्यक आहे.

चिमुकल्यांच्या डोळ्यांना उन्हाचा त्रास (विशिष्ट उन्हाळी महिन्यांमध्ये)

उन्हाळ्याच्या सुरुवातीला लहान मुलांच्या डोळ्यांमध्ये ॲलर्जी निर्माण होण्याची प्रवृत्ती असल्याचे समोर आले आहे. डोळ्यांत खाज येणे, लाली येणे, तसेच डोळे चोळावेसे वाटणे ही या ॲलर्जीची प्रमुख लक्षणे आहेत.

काही मुलांमध्ये सूर्यकिरणे डोळ्यांवर पडल्यावर डोळा आपोआप मिटला जातो आणि तिरळेपणाची सुरुवात होते. यात प्रकाश सहन न झाल्यामुळे डोळ्यांवर असलेले नैसर्गिक नियंत्रण काम करत नाही. डोळ्यांवर ओला रुमाल ठेवणे किंवा डोळे मिटून वरून पाण्याने डोळे धुणे, हा या प्रकारच्या त्रासावर उत्तम उपाय आहे. फार लाली असल्यास औषधे घेणे गरजेचे आहेत.

उन्हाचा त्रास ज्येष्ठांनाही!

प्रखर सूर्यकिरणांमुळे ज्येष्ठांच्याही डोळ्यांना त्रास होऊ शकतो. आपल्या दृष्टिपटलावर रंग ओळखणाऱ्या दोन प्रकारच्या पेशी असतात. या पेशींना पोषण देणारा आरपीई (रेटिनल पिगमेंट एपिथेलियल) नावाचा स्तर दृष्टिपटलावर असतो.

योग्य काळजी न घेतल्यास डोळ्यांवर अतिनील किरणे दीर्घ काळ पडत राहतात. त्यातून दृष्टिपटलावरील पेशींना इजा होते. त्यामुळे सरळ एकाच ठिकाणी पाहण्याची दृष्टी, म्हणजेच मध्य भागातील दृष्टी (सेंट्रल व्हिजन) खराब होते.

यात रुग्णाला समोर कोणीतरी उभे आहे, असे दिसते. पण त्याचा चेहरा नीट ओळखू येत नाही. वयस्कर व्यक्तींमध्ये हा त्रास प्रामुख्याने दिसतो. डोळ्यांत हा त्रास वाढण्यापासून थांबवता येतो. पण एकदा झालेली इजा पूर्ववत बरी करता येत नाही.

प्रतिबंध कसा करावा?

- अतिनील किरणांपासून संरक्षण करणारा गॉगल वापरावा.
- डोळ्यांवर सावली येईल अशी टोपी वापरावी.

- थोड्याथोड्या वेळाने डोळ्यांची उघडझाप करावी.
- अंघोळ करताना किंवा तोंड धुताना डोळे हलक्या हाताने पाण्याने धुवावेत.
- डोळे जोरजोरात चोळू नयेत.
- पुरेशी झोप घ्यावी.
- डोळ्यांवर थंड पाण्याच्या पट्ट्या ठेवाव्यात.
- ताक-दुधासारख्या थंड पदार्थांचा आहारात समावेश करावा.
- आहारात योग्य प्रमाणात लाल, पिवळ्या आणि हिरव्या अशा जीवनसत्त्वयुक्त भाज्या, फळे यांचा समावेश असावा.
- लोणी, चीज यामध्येही जीवनसत्त्व असते. त्यामुळे त्यांचे योग्य प्रमाणात सेवन करावे.
- मांसाहार घेत असाल तर त्यात मासे जास्त प्रमाणात असावेत.

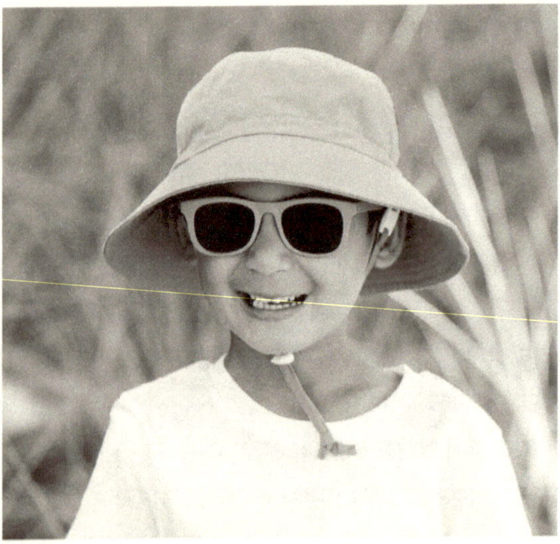

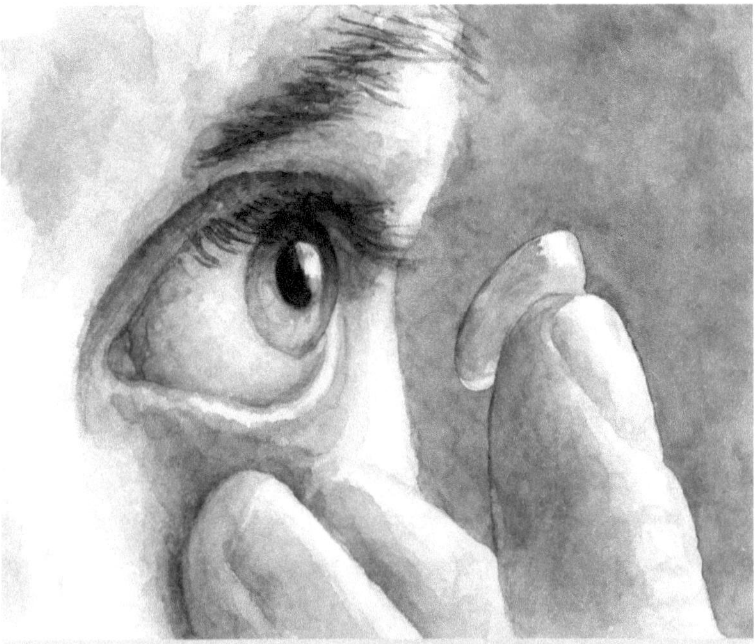

बुबुळाचे विकार

डोळ्यांवर पांढरी टिक (Corneal Opacity)

केरॅटोकोनस (Keratoconus)

दृष्टिदोष (Refractive Error)

कॉन्टॅक्ट लेन्स

चश्म्याचा नंबर कसा घालवाल?

चश्म्याच्या नंबराविषयी समज-गैरसमज

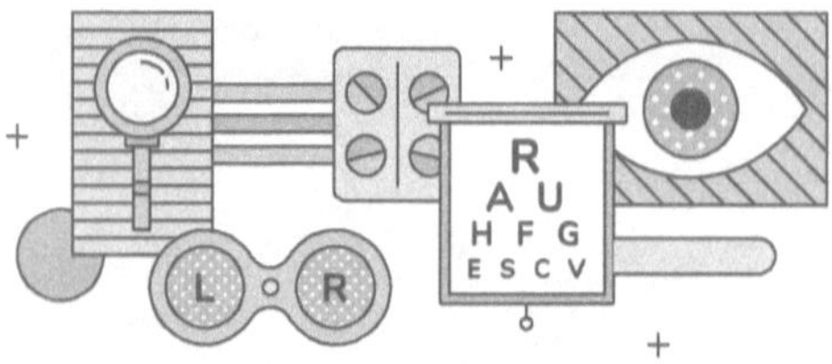

डोळ्यांवर पांढरी टीक (Corneal Opacity)

डोळ्यांमध्ये अनेक आवरणे असतात. त्यामुळेच आपल्याला दिसू शकते. म्हणूनच, डोळे जपताना डोळ्यांमधले आवरण जपणेही आवश्यक आहे. अशा आवरणांना काही इजा झाल्यास ते आपल्या नजरेवर बेतू शकते. बुबुळावर इजा होणेही घातकच आहे. यालाच डोळ्यांवरची पांढरी टीक (Corneal Opacity) असे म्हणतात.

आवरण जपा, नजर वाचवा!

डोळ्यांचे बुबूळ हा पारदर्शक भाग आहे. या भागावर कोणत्याही कारणाने इजा होऊन त्याची पारदर्शकता जाणे म्हणजे डोळ्यावर पांढरटपणा/टीक/अपारदर्शकता येणे; यालाच कॉर्निअल ओपॅसिटी असे म्हणतात. आपल्या डोळ्यात असणारे बुबूळ पाच थरांपासून बनलेले असते.

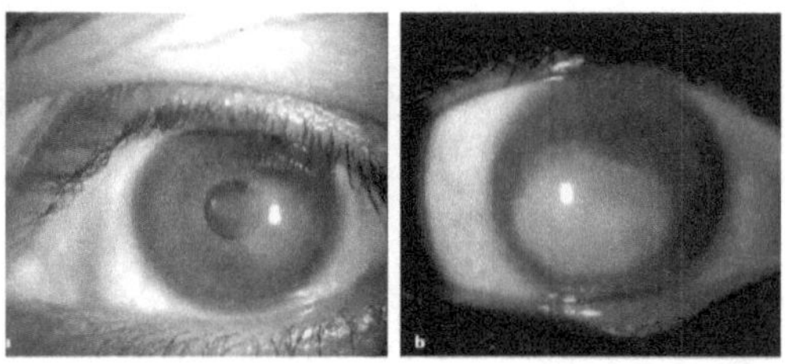

डोळ्यांवर पांढरी टीक (Corneal Opacity)

- एपिथेलियम
- बाउमन्स मेंब्रेन

- स्ट्रोमा सर्वांत जाड थर – हा बुबुळाला आधार/आकार देते.
- डेसमेंट मेंब्रेन
- एंडोथेलियम

या थरांचे कार्यही वेगवेगळे असते. यामधील एपिथेलियम थरावर आघात झाला, तर तो केवळ २४ तासांमध्ये पुन्हा व्यवस्थित होऊ शकतो. बाकी इतर थरांमध्ये इजा झाल्यास पांढरी रेघ निर्माण होते. कायमस्वरूपी व्रण राहतो. हा आघात किती थरांना झालेला आहे यावरून त्याचे प्रकार पडतात.

    - नेब्युलर ओपॅसिटी (Nebular Opacity)
    - मॅक्युलर ओपॅसिटी (Macular Opacity)
    - ल्युकोमॅटस ओपॅसिटी (Leucomatous Opacity)

धोके

ही पांढरी रेघ डोळ्याच्या दिसण्याच्या भागांमध्ये दृष्टिक्षेत्रात असेल तर यात नजर कमी होऊ शकते. परंतु, ती जर डोळ्याच्या बाहुलीच्या टप्प्यात नसेल तर नजर कमी होत नाही, मात्र, कॉस्मेटिक टॉलरन्स बाह्यदर्शनी इतरांना राहतो, म्हणजे आपल्या डोळ्यात टीक दिसते.

कारणे

- बुबुळावर आघात होणे, मार लागणे
- बुबुळावर वेल वाढणे
- डोळ्यांचे इतर आजार उदाहरणार्थ, परफोरेटिंग कॉर्निअल अल्सर
- डोळे येऊन डोळ्यावर रेघ येणे/ठिपके येणे
- डोळ्यांची नागीण
- इतर जंतुसंसर्ग, कॉन्टॅक्ट लेन्सचा चुकीच्या पद्धतीने केलेला वापर

उपचार

- PTK (Photo Therapeutic Keratectomy) कमी प्रमाणात किंवा वरचेवर टिक असेल तर या प्रणालीचा वापर केला जातो.

कृत्रिम बुबूळ रोपण ही एकच चिकित्सा यावर उपलब्ध आहे.

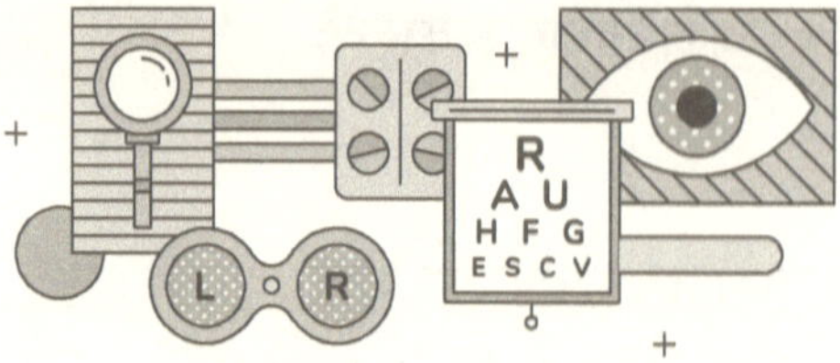

केरॅटोकोनस (Keratoconus)

केरॅटोकोनस (Keratoconus) विकारात डोळ्यांच्या बुबुळाचे पारपटल हे मध्यभागी असते. ते थोडे बाजूला अथवा बुबुळाभोवती दोन बाजूंनी पातळ होते. त्यामुळे गोलाकार बुबुळाचा आकार शंकूच्या आकाराचा बनतो. म्हणून या विकाराला केरॅटोकोनस नाव आहे. केराटो म्हणजे बुबूळ आणि कोनस म्हणजे शंकूचा आकार, त्यामुळे दृष्टीवर परिणाम होतो.

या विकाराची सुरुवात पौगंडावस्थेपासून होते. वयाच्या ३० ते ४० पर्यंत हा विकार वाढतो. डोळे चोळण्याचा अतिरेक करण्यामुळे बुबुळावर ताण येऊन हा विकार होऊ शकतो. डोळ्यात टाकण्याच्या स्टेरॉईडयुक्त औषधांचा दीर्घ काळ वापर किंवा जनुक रचनेमुळे हा विकार होण्याची शक्यता असते.

बुबुळाच्या आकारमानाची तपासणी करून या विकाराचे लवकर निदान करता येते. डोळ्यांच्या सिलेंड्रिकल पॉवरमध्ये वाढ हे या विकाराचे लक्षण दर्शवते. सुरुवातीच्या अवस्थेत चश्म्याद्वारे दृष्टी सुधारता येते. मात्र, हा विकार पुढील टप्प्यात पोहोचल्यास चश्म्याने दृष्टी सुधारता येत नाही.

लक्षण

- सूज
- चमकदार प्रकाश संवेदनशीलता

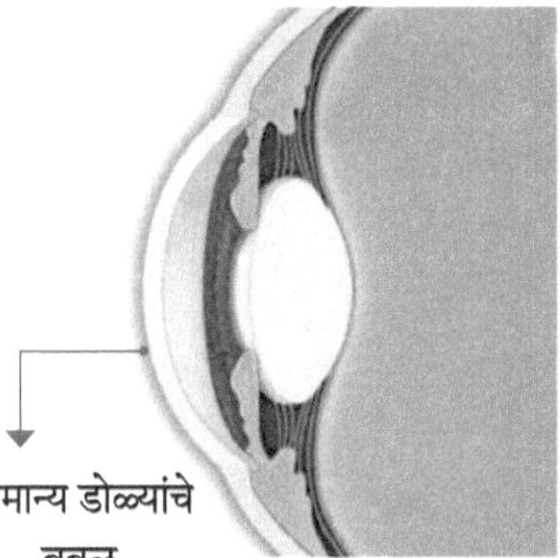

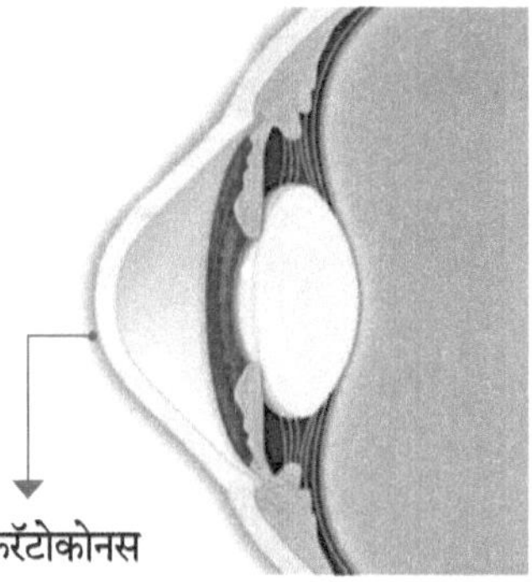

- एकापेक्षा अधिक प्रतिमा दिसणे, वाकडेतिकडे दिसणे, वस्तूंचा आकार नीट न कळणे

कारणे

- कोलॅजिन तंतूने बुबूळ बनलेले असते, त्यात जन्मतःच दोष असणे
- वारंवार ॲलर्जी
- सतत डोळे चोळणे

जोखीम घटक

- आनुवंशिकता
- जोरजोरात डोळे चोळणे (rubbing)
- रेटिनाइटिस पिग्मेंटोसा

उपचार

- या आजारावर ठोस असा उपचार नाही. पण हे वाढू नये म्हणून C3R with TPK ही प्रक्रिया केली जाते. तुमच्या नेत्रतज्ज्ञांचा सल्ला घेऊन या उपचार पद्धतीचा अवलंब करावा. यात बुबुळाच्या शंक्वाकृती वाढीला आळा घालण्यास काही प्रमाणात मदत मिळते.
- स्क्लेरल कॉन्टॅक्ट लेन्स, आयसीएल, INTACS यांचा वापर यामध्ये नेत्रतज्ज्ञांच्या सल्ल्याने करावा.

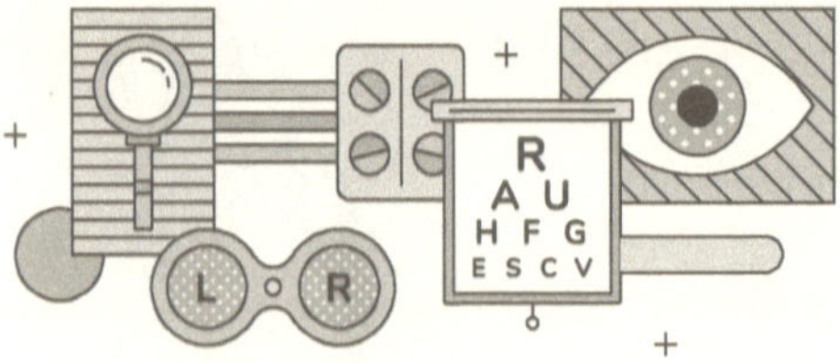

दृष्टीदोष (Refractive Error)

मायोपिया म्हणजे काय?

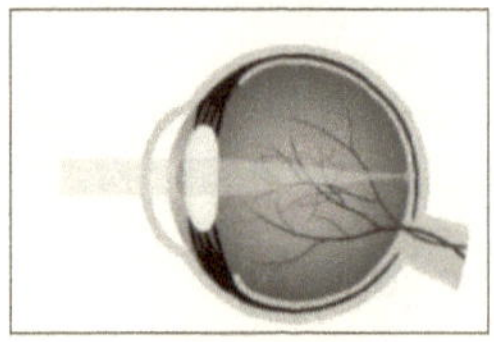
सामान्य दृष्टी

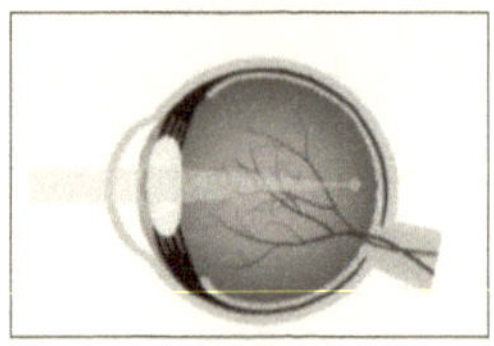
मायोपिया

मायोपिया या आजारात व्यक्तीला जवळची वस्तू स्पष्ट दिसते, परंतु दूरची वस्तू धूसर किंवा अस्पष्ट दिसते. मायोपिया प्रामुख्याने डोळ्याचा आकार सामान्यपेक्षा जास्त लांब होणे किंवा डोळ्याच्या कॉर्निया अथवा लेन्सची वक्रता जास्त असणे यामुळे होतो. त्यामुळे प्रकाशकिरण डोळ्याच्या रेटिनावर न पडता रेटिनाच्या पुढेच केंद्रित होतात आणि प्रतिमा स्पष्ट तयार होत नाही.

मायोपिया बहुतेक वेळा लहान वयात, विशेषतः शालेय वयात आढळतो. आनुवंशिकता, जास्त वेळ मोबाईल, संगणक किंवा पुस्तके अगदी जवळ धरून वाचणे, तसेच बाहेरच्या प्रकाशात कमी वेळ घालवणे ही या आजाराची संभाव्य कारणे मानली जातात. मायोपियाची लक्षणे म्हणजे दूरचे फलक, रस्त्यावरील चिन्हे नीट न दिसणे, डोळे बारीक करून पाहण्याची सवय, डोकेदुखी किंवा डोळ्यांवर ताण येणे.

मायोपियाचे निदान नेत्रतज्ज्ञांकडून दृष्टी तपासणी करून केले जाते. उपचारासाठी योग्य नंबरचे चष्मे किंवा कॉन्टॅक्ट लेन्स वापरणे हा सर्वसाधारण आणि सुरक्षित उपाय आहे. काही रुग्णांमध्ये लेसर शस्त्रक्रिया (Contoura vision HD LASIK, ICL, PRK) करून कायमस्वरूपी दृष्टिदोप दूर करता येतो. तथापि, शस्त्रक्रियेपूर्वी सखोल तपासणी आवश्यक असते.

मायोपिया टाळण्यासाठी किंवा वाढ नियंत्रित करण्यासाठी लहान वयात नियमित नेत्रतपासणी, वाचन करताना योग्य अंतर राखणे, स्क्रीनपासून विश्रांती घेणे आणि बाहेर खेळण्याची सवय लावणे उपयुक्त ठरते. वेळेवर निदान आणि योग्य उपचार केल्यास मायोपियामुळे होणाऱ्या गुंतागुंती टाळता येतात.

हायपरमेट्रोपिया म्हणजे काय?

हायपरमेट्रोपियामध्ये व्यक्तीला दूरची वस्तू तुलनेने स्पष्ट दिसते, पण जवळची वस्तू पाहताना त्रास होतो. या अवस्थेत प्रकाशकिरण रेटिनावर न पडता रेटिनाच्या मागे केंद्रित होतात. डोळ्याचा आकार लहान असणे किंवा कॉर्नियाची वक्रता कमी असणे ही यामागची मुख्य कारणे आहेत.

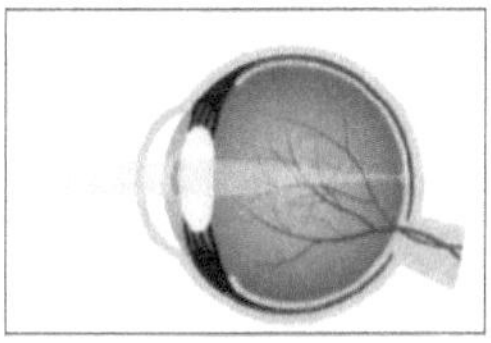

सामान्य दृष्टी

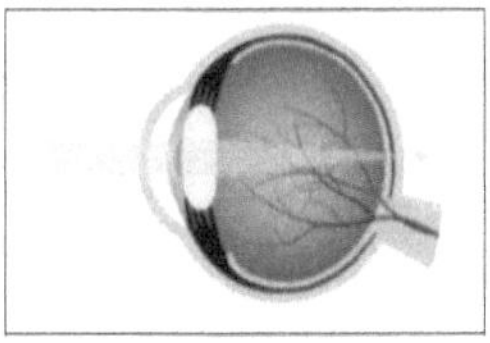

हायपरमेट्रोपिया

हा दोष काही प्रमाणात लहान मुलांमध्ये नैसर्गिकरित्या आढळू शकतो आणि वाढीसोबत कमीही होऊ शकतो. मात्र जास्त प्रमाणात हायपरमेट्रोपिया असल्यास वाचन, लेखन किंवा जवळचे काम करताना डोळ्यांवर ताण येतो. डोकेदुखी, वाचन करताना अक्षरे धूसर दिसणे ही याची प्रमुख लक्षणे आहेत. काही मुलांमध्ये यामुळे डोळे वाकडे होण्याची (स्क्विंट) शक्यतादेखील वाढते.

योग्य नंबरचे प्लस (+) लेन्स असलेले चष्मे किंवा कॉन्टॅक्ट लेन्स वापरून दृष्टी सुधारता येते. काही रुग्णांमध्ये लेसर शस्त्रक्रियेद्वारे (Contoura Vision HD LASIK) देखील हा दोष कमी करता येतो. या आजाराकडे दुर्लक्ष केल्यास सतत डोकेदुखी, डोळ्यांचा ताण आणि मुलांमध्ये शिकण्यावर परिणाम होऊ शकतो.

अस्टिग्मॅटिझम (वक्रदृष्टी दोष) म्हणजे काय?

अस्टिग्मॅटिझम हा डोळ्यांचा वक्रदृष्टी दोष असून यामध्ये डोळ्याच्या कॉर्निया किंवा लेन्सचा आकार पूर्णपणे गोल नसतो. त्यामुळे प्रकाशकिरण डोळ्यात एका बिंदूवर केंद्रित न होता वेगवेगळ्या ठिकाणी पडतात आणि प्रतिमा धूसर किंवा वाकडी दिसते. हा दोष मायोपिया किंवा हायपरमेट्रोपियासोबत देखील आढळू शकतो.

अक्षरे तिरकी, दुहेरी किंवा पसरट दिसणे, डोळ्यांवर ताण येणे, सतत डोकेदुखी होणे, रात्री वाहन चालवताना दिवे पसरलेले दिसणे ही या आजाराची सामान्य लक्षणे आहेत. अनेक वेळा हा दोष जन्मजात असतो, तर काही वेळा डोळ्याला झालेल्या इजा किंवा शस्त्रक्रियेनंतरही उद्भवू शकतो.

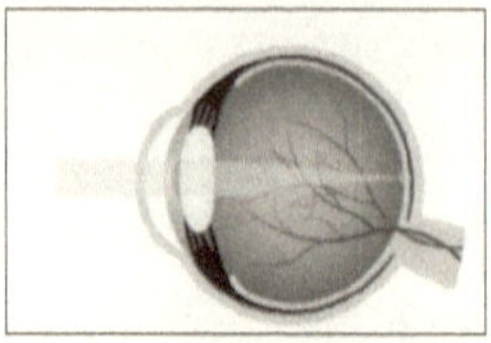

सामान्य दृष्टी

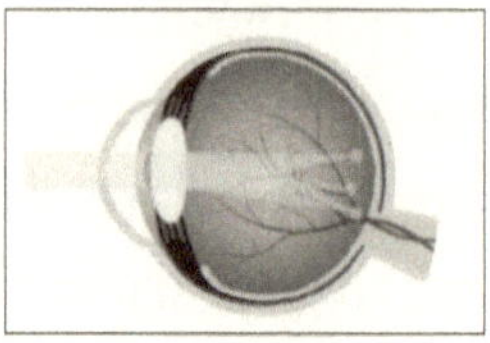

अस्टिग्मॅटिझम

अस्टिग्मॅटिझमसाठी सिलिंड्रिकल लेन्स असलेले चष्मे किंवा टोरीक कॉन्टॅक्ट लेन्स वापरले जातात. योग्य लेन्समुळे प्रतिमा योग्य प्रकारे रेटिनावर केंद्रित होतात आणि दृष्टी सुधारते. काही रुग्णांमध्ये लेसर शस्त्रक्रियेचा (Contoura Vision HD LASIK) पर्यायही उपलब्ध आहे.

प्रेस्बायोपिया म्हणजे काय?

प्रेस्बायोपिया हा वयोमानानुसार येणारा नैसर्गिक दृष्टीदोष आहे. साधारणतः चाळीशीनंतर बहुतेक लोकांमध्ये हा दोष दिसू लागतो. या अवस्थेत डोळ्यातील लेन्सची लवचिकता कमी होते, त्यामुळे जवळच्या वस्तूंवर लक्ष केंद्रित करणे कठीण जाते. परिणामी वाचन, मोबाईल वापरणे किंवा जवळचे सूक्ष्म काम करताना धूसर दिसू लागते.

प्रेस्बायोपियाची सुरुवातीची लक्षणे म्हणजे वाचताना पुस्तक किंवा मोबाईल दूर धरावा लागणे, कमी प्रकाशात वाचताना त्रास होणे, डोळ्यांवर ताण येणे आणि डोकेदुखी. हा दोष मायोपिया, हायपरमेट्रोपिया किंवा अस्टिग्मॅटिझम असलेल्या व्यक्तींमध्येही येऊ शकतो, त्यामुळे अशा व्यक्तींना वेगळ्या प्रकारचे चष्मे लागू शकतात.

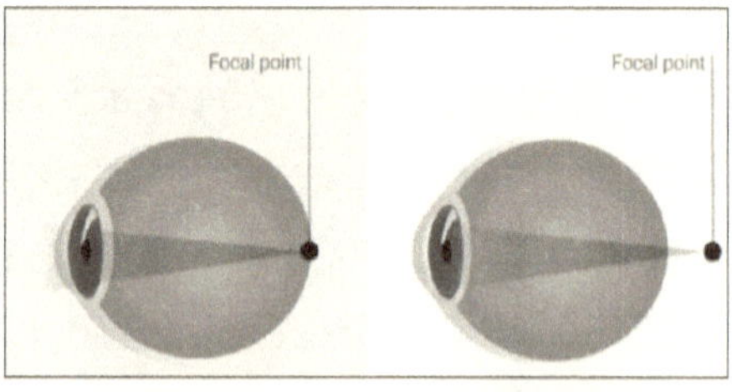

सामान्य दृष्टी प्रेस्बायोपिया

उपचारामध्ये वाचनासाठी स्वतंत्र चश्मा, बायफोकल किंवा प्रोग्रेसिव्ह लेन्स वापरल्या जातात. काही लोकांसाठी मल्टीफोकल कॉन्टॅक्ट लेन्स

हादेखील पर्याय असू शकतो. आधुनिक काळात काही शस्त्रक्रिया पद्धती उपलब्ध असल्या तरी चश्मा हा सर्वात सोपा, सुरक्षित आणि प्रभावी उपाय मानला जातो.

प्रेस्बायोपिया हा आजार नसून वयाशी संबंधित बदल आहे, हे समजून घेणे महत्त्वाचे आहे. योग्य वेळी चष्मा वापरल्यास दैनंदिन कामे सहज करता येतात आणि डोळ्यांवर होणारा ताण कमी होतो. अलीकडे दुधभाते नेत्रालयात प्रेस्बायोपिया असलेल्या रुग्णांमध्ये चष्मा काढण्यासाठी PRELEX नावाची नवीन शस्त्रक्रिया केली जात आहे. या शस्त्रक्रियेमुळे दृष्टीचे उत्कृष्ट परिणाम मिळत असून रुग्णांचे समाधानही अत्यंत चांगले आहे.

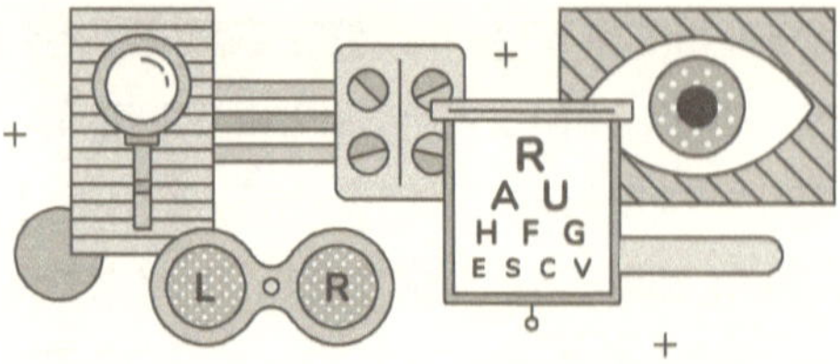

कॉन्टॅक्ट लेन्स

> *डोळ्यातील बुबुळाच्या आकाराप्रमाणे आणि वक्रतेप्रमाणे तयार केलेल्या लेन्स दृष्टिदोष दूर करण्यासाठी फायदेशीर आहेत. थोड्या कडक अथवा अतिशय मऊ, लवचीक, पारदर्शक, डोळ्याचा ओलावा टिकवून ठेवणाऱ्या हायड्रोफिलिक लेन्सही उपलब्ध आहेत.*

डोळ्याला चश्म्याचा नंबर असेल तर तीन पर्याय उपलब्ध आहेत :

१. चश्मा घालणे
२. शस्त्रक्रिया करून नंबर घालवणे
३. कॉन्टॅक्ट लेन्स लावून दृष्टिदोष दूर करणे

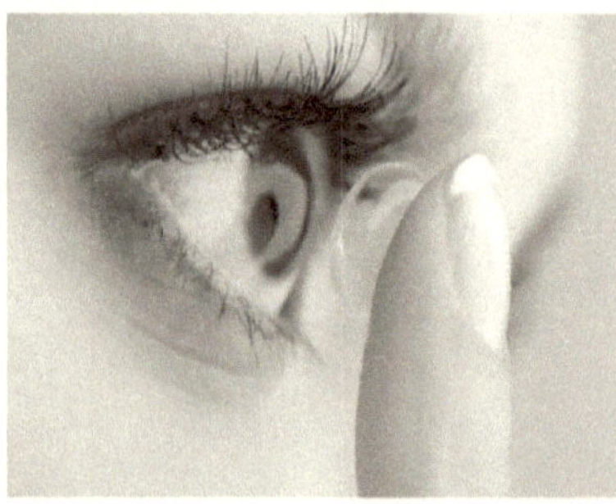

डोळ्यातील बुबुळाच्या आकाराप्रमाणे आणि वक्रतेप्रमाणे तयार केलेल्या लेन्स दृष्टिदोष दूर करण्यासाठी फायदेशीर आहेत. थोड्या कडक अथवा अतिशय मऊ, लवचीक, पारदर्शक, डोळ्याचा ओलावा टिकवून ठेवण्यासाठी हायड्रोफिलिक लेन्सही उपलब्ध आहेत. पॉली मिथाईल मिथाक्रिलेट आणि तत्सम प्रकारच्या साहित्यापासून लेन्स तयार केल्या जातात.

पूर्वीच्या लेन्स हार्ड किंवा कडक स्वरूपाच्या होत्या. त्यामुळे दृष्टी चांगली सुधारूनदेखील त्या टोचत असल्यामुळे त्या आरामदायी नव्हत्या. मधल्या काळात सेमी सॉफ्ट किंवा आर जी पी लेन्सचा शोध लागला, जो बहुतांश रुग्णांना उपयोगी ठरला. पण, बदलत्या काळाच्या आरामदायी आणि फास्ट लाईफ संकल्पनेला अनुसरून सुपर सॉफ्ट अशा पूर्ण पातळ आणि लवचीक लेन्स तयार केल्या जाऊ लागल्या.

सद्य:स्थितीत एक वर्षासाठी कन्व्हेन्शल लेन्स, महिन्याभराच्या वापरासाठी मंथली डिस्पोजेबल लेन्स, दिवसभराच्या वापरासाठी डेली डिस्पोजेबल लेन्स, काही क्वचित कारणांसाठी जास्त दिवस वापरता येणारी लेन्स म्हणजे एक्स्टेंडेड वेअर लेन्स असे पर्याय उपलब्ध आहेत. अतिरिक्त ऑक्सिजन आणि ओलावा पुरवणाऱ्या लेन्सही आहेत. विविध रंगांच्या, केवळ बाह्यदर्शनी डोळ्यांचा रंग बदलून व्यक्तिमत्त्व चांगले दिसावे यासाठी कलर्ड लेन्सही उपलब्ध आहेत.

याशिवाय बँडेज कॉन्टॅक्ट लेन्स, क्रोम कॉन्टॅक्ट लेन्स, प्रोस्थेटिक कॉन्टॅक्ट लेन्स हे प्रकार डोळ्याच्या विविध आजारांसाठी उपयुक्त आहेत.

कॉन्टॅक्ट लेन्सचे फायदे

- मोठ्यात मोठा चश्म्याचा नंबर असला तरी जसे २०-२५ डायॉप्टरदेखील कॉन्टॅक्ट लेन्स लावून दृष्टिदोष दूर करता येतो.
- त्रिमितीय दृष्टी (थ्री डायमेन्शनल व्हिजन) म्हणजे आजूबाजूचे नीट दिसणे, दृष्टिक्षेत्र (व्हिजुअल फिल्ड) सुधारून आरामदायी आणि अचूक दृष्टी प्रदान करतात.
- नजरेत सुधारणा झाल्यामुळे शारीरिक हालचालींमध्ये सुसूत्रता येते.
- व्यक्तिमत्त्व आकर्षक दिसण्यासाठी अनेक तारेतारका लेन्स वापरतात.
- अनेक खेळाडू; जसे, क्रिकेटपटू, बॅडमिंटनपटू त्रिमितीय दृष्टी सुधारण्यासाठी लेन्सचा वापर करतात.
- सॉफ्ट लेन्स घालणे-काढणे म्हणजे इन्सर्शन आणि रिमूव्हल खूप सोपे आहे.

कॉन्टॅक्ट लेन्सविषयी काही गैरसमज

- लेन्स घातल्याने डोळे कायमचे जातात अथवा दोष निर्माण होतो.

- एकदा घातलेली लेन्स कितीही काळ चालते अथवा कितीही काळ डोळ्यात राहिली तरी चालते.

कॉन्टॅक्ट लेन्सचे तोटे

- लेन्स घालून रात्री झोपले तर बुबूळ आणि डोळ्याच्या इतर भागांना ऑक्सिजन न मिळाल्याने सूज येऊन बुबुळाला संसर्ग होऊन नजर जाण्याची शक्यता असते.
- लेन्स घालणे आणि काढणे यासाठी विशेष प्रशिक्षण आणि सराव गरजेचा आहे; अन्यथा डोळ्यांना इजा होऊ शकते.
- मधुमेह, गर्भवती माता, कोरड्या डोळ्यांचा विकार असणारे यांना लेन्स सर्वथा सुरक्षित असेलच असे नाही. वैद्यकीय सल्ल्यानुसारच त्यांनी लेन्स वापरावी.
- लेन्सकरिता साधे पाणी वापरता येत नाही. त्यासाठी विशेष मल्टीपर्पज सोल्युशन मिळते तेच वापरावे.
- लेन्स ठेवण्याची डबी ही वारंवार स्वच्छ करून सूर्यप्रकाशात वाळवणे गरजेचे आहे.
- लेन्स निर्धारित वेळेपलीकडे वापरू नये, एक्स्पायरी डेटनंतर ती फेकून द्यावी लागते. एकमेकांची लेन्स वापरल्यास जंतुसंसर्ग होण्याचा धोका आहे.
- लेन्स वारंवार वापरल्यामुळे बुबूळ हे कालांतराने अशक्त होण्याची शक्यता असते.
- बुबुळाला संसर्ग होण्याचे प्रमाण वाढते. बुबुळाला पांढरी टिक पडण्याची शक्यता असते. हे सर्व लेन्सची स्वच्छता न राखल्यास होते.
- लेन्सचा सतत वापर टाळावा.

आता Contura Vision HD Lasik अशा बऱ्याच अत्याधुनिक शस्त्रक्रिया आल्या आहेत. त्यामुळे कितीही नंबर असला तरी तो पूर्णपणे जाऊ शकते. हा या लेन्सवर कायमस्वरूपी पर्याय होऊ शकतो.

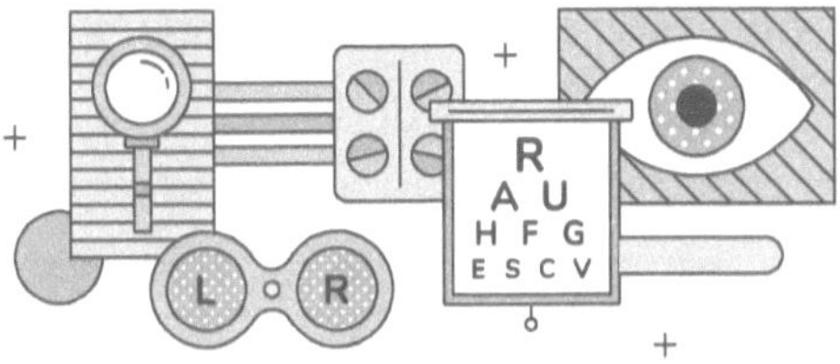

चश्म्याचा नंबर कसा घालवाल?

> *आपल्या सौंदर्यावर किंवा आत्मविश्वासावर कधीकधी आपला चश्मा मात करतो. त्यामुळे अनेकांना हा चश्मा नको असतो. आजच्या तरुणाईसाठी चश्मा म्हणजे तर शिक्षाच! पण, हा चश्मा योग्य उपायांनी नक्कीच घालवता येतो.*

नो स्पेक्ट्स प्लीज...!

चश्म्याचा नंबर कमी करण्याच्या कोणत्या पद्धती आहेत, असा प्रश्न नेहमीच विचारला जातो. चश्म्याचा नंबर कमी करण्यासाठी लेसिक (Lasik), SMILE, PRELEX, SILK, Contoura, ICL, PRK अशा विविध पद्धती आहेत.

या सर्वच पद्धतीने नंबर कमी होऊ शकतो. परंतु प्रत्येक डोळ्यासाठी एकच पद्धत वापरता येत नाही. डोळ्याची पूर्वतपासणी करून त्याला सर्वांत उपयुक्त अशी पद्धती कोणती हे सांगता येते. वयाच्या अठराव्या वर्षांनंतर नंबर स्थिर झाला असल्यास नंबर कमी करण्याचे ऑपरेशन करून घेता येते.

Smile आणि Lasik मध्ये नेमका फरक कोणता ?

१. Lasik या पद्धतीत बुबुळाचा एक पापुद्रा लेसरच्या साहाय्याने उचलला जातो आणि त्याच्या खाली एक्सायमर लेसर मशीनने बुबूळ पातळ केले जाते. त्यावर पुन्हा पापुद्रा पूर्ववत ठेवला जातो. ही पद्धती जवळजवळ २० वर्षांपासून वापरली जाते.

२. Smile या अत्याधुनिक उपचार पद्धतीत पापुद्रा न उचलता केवळ फेमटो (Femtosecond) लेसरने नंबर कमी केला जातो. त्यामुळे सुरक्षितता आणि अचूकता खूपच वाढते. सर्वांत महत्त्वाचे लॅसिक पद्धतीत जवळजवळ बुबुळाचा पापुद्रा उचलला जातो; तर स्माईलमध्ये केवळ दोन मिलिमीटरच उचलला जातो. यामुळे डोळ्याची जखम लवकर भरते, तसेच परत नंबर लागण्याची शक्यता अगदी कमी होते. डोळ्याचा कोरडेपणा कमी होतो. परंतु, याचे काही दोष आढळून आले आहेत, त्यामुळे या पद्धतीचा वापर कमी होत आहे.

३. **Contoura Vision Surgery :** HD LASIK ही शस्त्रक्रिया Topo Guided Wave Light Lasik मशीन वापरूनन केली जाते. बुबुळाच्या सर्व अनियमितता दुरुस्त करत असल्यामुळे नजर अतिशय तीक्ष्ण होते. तुमच्या बुबुळाचा आकार कसा आहे त्यानुसार कस्टमाइज्ड लेसर केले जाते. यामुळे तुमची नजर आणखी तीक्ष्ण होते.

४. **Touchless Lasik (Streamlight Lasik) :** यामध्ये तुमच्या बुबुळाला स्पर्श न करता लेसर केले जाते. यामध्ये काही दोष आहेत, ते तुमच्या नेत्रतज्ज्ञांकडून समजून घ्या. अन्यथा ही एक चांगली पर्यायी लेसर पद्धत आहे.

५. ICL : या शस्त्रक्रियेमध्ये इंपोर्टेड लेन्स आपल्या नैसर्गिक लेन्सवर ठेवली जाते. ही शस्त्रक्रिया चश्म्याचा नंबर घालवण्यासाठी लोकप्रिय होत आहे.

६. PRELEX (Presbyopic Lens Exchange) : ही शस्त्रक्रिया ज्यांचे वय ४० ते ४५ वर्षांपेक्षा जास्त आहे त्यांना चश्म्याचा नंबर घालवण्यासाठी केली जाते. यात तुम्हांला जवळचे-दूरचे सर्वकाही चश्म्याशिवाय दिसू शकते. याचा अजून एक फायदे म्हणजे भविष्यात तुम्हांला कधीच मोतीबिंदू होणार नाही. कारण डोळ्यांतील लेन्स काढून दुसरी IOL टाकली जाते.

हे ऑपरेशन कधी करता येते?

- वयाची अठरा वर्षे पूर्ण झालेल्या रुग्णांमध्ये हे ऑपरेशन करता येते.
- बुबुळाची जाडी विशिष्ट रेंजमध्ये असल्यास, बुबुळाला इतर आजार नसावा.
- चश्म्याचा नंबर एक-दोन वर्षे स्थिर असावा.
- बुबूळ चांगले आणि पारदर्शक हवे.

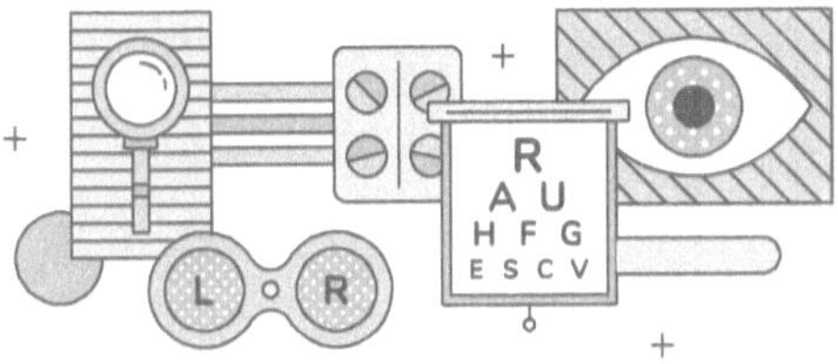

चश्म्याच्या नंबराविषयी समज-गैरसमज

लहान मुले असो वा मोठी माणसे; चश्मा वापरताना अनेक समज-गैरसमज आढळतात. त्याविषयी जागरूकता निर्माण होणे आवश्यक आहे.

- चश्मा वापरल्याने चश्म्याचा नंबर वाढत किंवा कमी होत नाही. चश्मा वापरल्याने डोळ्यांवरचा ताण कमी होतो आणि दूरच्या वस्तू स्पष्ट दिसतात.
- लहान वयात चश्मा न वापरल्यास दृष्टी कमी होऊ शकते अथवा डोळा आळशी होऊ शकतो; तर काही वेळात तिरळेपणा येऊ शकतो.
- लहान वयातील चश्म्याचा (-) मायनस नंबर हा वयाच्या १८ ते १९ वर्षांपर्यंत वाढतो. त्यावर कोणताही उपाय उपलब्ध नाही.
- अठराव्या वर्षांनंतर चश्म्याचा नंबर जवळपास स्थिर राहतो. क्वचित किरकोळ बदल होऊ शकतो.
- अठराव्या वर्षांनंतर नंबर कमी करण्याची शस्त्रक्रिया करता येते.
- लहान वयातील चश्म्याचा (+) प्लस नंबर हा वयाप्रमाणे थोडा कमी होतो. पण तो पूर्णपणे जाईल असे सांगता येत नाही.
- सिलेंड्रिकल नंबर हा अनेकदा स्थिर राहतो. काही वेळा वयानुसार त्यात बदल होऊ शकतो.
- चश्मा कुठल्याही वयात लागू शकतो; अगदी लहान बाळापासून ते वृद्ध व्यक्तीपर्यंत कोणालाही चश्मा लागू शकतो.

- मोतीबिंदू शस्त्रक्रिया झाल्यानंतर कृत्रिम भिंग बसवले जाते. या शस्त्रक्रियेनंतर दिला जाणारा नंबर फारसा बदलत नाही. (वारंवार/खूप प्रमाणात)

लहान मुलांमध्ये चश्मा लागण्याची कारणे

- **आनुवंशिक :** आई-वडिलांना चश्मा असेल तर त्यांच्या मुलांना चश्मा लागण्याचे प्रमाण वाढते.
- **अतिजवळचे काम :** जी मुले सतत जवळचे काम, संगणक - मोबाईल या गॅझेटचा वापर दिवसातून तास न् तास करतात, त्यामुळेही चश्मा लागू शकतो.
- **आहार :** आहारात 'अ' जीवनसत्त्वाचे प्रमाण कमी झाले तर थोड्याफार प्रमाणात चश्मा लागू शकतो.
- **डोळे चोळणे :** विनाकारण डोळे चोळण्याची सवय मुलांना असेल तर सिलेंड्रिकल प्रकारचा चश्मा लागण्याची शक्यता असते.

लहान मुलांमध्ये डोळ्यांची निगा

लहान मुले फुलांसारखी असतात. त्यांना फार जपावे लागते. त्यांच्या डोळ्यांना होणाऱ्या त्रासाची ते कधीकधी तक्रार करत नाहीत. त्यामुळे आई-वडिलांनी आपल्या मुलांच्या वर्तनाकडे अत्यंत काळजीपूर्वक लक्ष द्यावे.

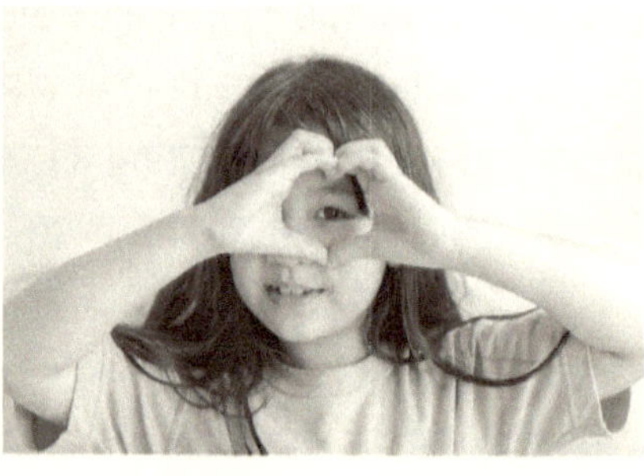

लहान मुलांमध्ये डोळ्यांची सजगता (मॅच्युरिटी) वयाची सात वर्षे पूर्ण झाल्यानंतर येते. या सात वर्षांत डोळ्यांचा आजार उद्‌भवला तर त्यावर वेळीच उपाय करणे गरजेचे आहे. त्यामुळे मूल जन्माला आल्यानंतर एक महिन्यातच नेत्रतज्ज्ञांकडून त्यांचे डोळे तपासून घेणे गरजेचे आहे.

नवजात बाळांना डोळ्यांतून पाणी येणे तसेच घाण येणे अशी तक्रार असू शकते. अशा वेळेस या मुलांमध्ये लासरू असण्याची दाट शक्यता असते.

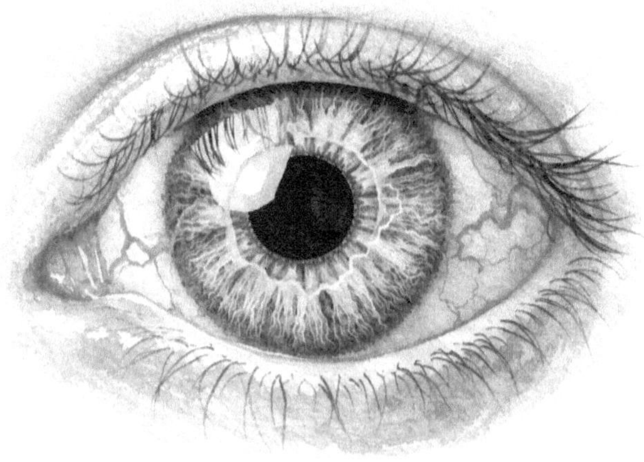

डोळ्याच्या आतील भागांचे विकार

आयरिडोसायक्लायटिस (Iridocyclitis)

मोतीबिंदू (Cataract)

व्हिट्रियस फ्लोटर्स (Vitreous Floaters)

व्हिट्रियस हिमरेज (Vitreous Hemorrhage)

डायबेटिक रेटिनोपॅथी (Diabetic Retinopathy)

रेटिनल डिटॅचमेंट (Retinal Detachment)

रेटिनाइटिस पिग्मेंटोसा (Retinitis Pigmentosa)

ऑप्टिक न्यूरायटिस (Optic Neuritis)

काचबिंदू (Glaucoma)

तिरळेपणा (Squint)

आळशी डोळा (Lazy Eye)

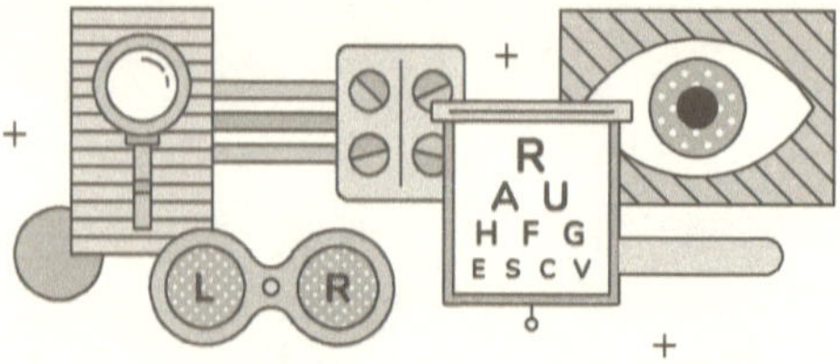

आयरिडोसायक्लायटिस (Iridocyclitis)

> *डोळ्यातील बाहुली, आयरिस आणि सीलयरी बॉडी यांना सूज येण्याला आयरिडोसायक्लायटिस म्हणतात. उपचार न केल्यास अंशतः किंवा पूर्ण अंधत्व येऊ शकते. आयरिस आपल्या डोळ्यात प्रवेश करणाऱ्या प्रकाशाची मात्रा नियंत्रित करते. आयरिसच्या पुढे अँटेरिअर चेंबर (Anterior Chamber) असतो, जो द्रवाने भरलेला असतो. म्हणून आयरिस सुजल्यामुळे पूर्ण डोळा सुजतो, त्याला आयरिडोसायक्लायटिस(Iridocyclitis) म्हणतात.*

मुख्य चिन्हे आणि लक्षणे

आयरिडोसायक्लायटिस एकतर्फी किंवा दोन्ही बाजूला होऊ शकते आणि त्याची सामान्य लक्षणे पुढीलप्रमाणे आहेत :

- डोकेदुखी
- डोळ्याच्या आतील भागात वेदना
- डोळे लालसर होणे
- काही व्यक्तींना डोळ्यात काही गेल्यासारखे आणि डोळ्यासमोर काही हलत असल्यासारखे वाटते.
- प्रकाशाची संवेदनशीलता
- दृष्टी कमी होते.
- बुबुळाचा अनियमित आकार

मुख्य कारणे

- आघात
- संसर्ग
- स्वयंप्रतिरोधक रोग – जसे, संधिवात, अँकिलोझिंग स्पॉन्डिलायटिस
- प्रतिक्रियाशील संधिवात
- नेफ्रायटिस

याचे निदान आणि उपचार कसे केले जातात?

लक्षणे समजून घेतल्यानंतर डोळ्याच्या सूक्ष्म तपासणीनंतर नेत्रतज्ज्ञ निदान करतात.

स्लिट लॅम्प नावाच्या मशीनवर डोळ्याची चाचणी

हा आजार इतर रोगांशी संबंधित असू शकतो. म्हणून संपूर्ण आरोग्य तपासणीची गरज भासू शकते, ज्यात याचा समावेश होऊ शकतो.

मूळ कारणांचा उपचार (ज्यामुळे आयरिडोसायक्लायटिस झाला)

बॅक्टेरियाच्या संसर्गासाठी अँटिबायोटिक आणि डोळ्याच्या अंतर्गत तपासणीनंतर व्हायरल इन्फेक्शनसाठी अँटीव्हायरल औषधे घेता येतात.

सूज कमी करण्यासाठी स्टेरॉईडचा वापर

पुढील त्रास रोखण्यासाठी वापर केला जातो, जे दोन प्रकारचे आहेत :

- डोळ्यांच्या वेदना कमी होऊन आराम मिळावा म्हणून ड्रॉप्स दिले जातात.
- स्टेरॉईड सूज कमी करण्याचे काम करते, ज्यामुळे अस्पष्ट दिसणे टळते.

याकडे दुर्लक्ष केल्यास मोतीबिंदू, काचबिंदू, मागच्या रेटिनाला सूज येऊन नजर तात्पुरती/कायमची जाण्याची शक्यता असते. त्यामुळे वेळीच उपचार घेणे गरजेचे असते.

जास्त सूज असल्यास इंजेक्शन PST देण्याची आवश्यकता भासते.

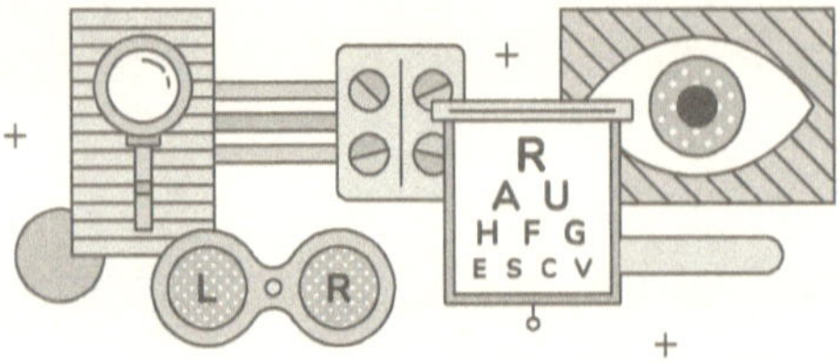

मोतीबिंदू (Cataract)

वाढते वय त्याच्यासोबत अनेक शारीरिक व्याधीही घेऊन येते. वाढत्या वयासोबत आपल्याला भेटायला येणारी एक व्याधी म्हणजे मोतीबिंदू. पण त्याचा ताण न घेता व्यवस्थितरीत्या योग्य वेळी मोतीबिंदूवर उपचार केल्यास पुन्हा नैसर्गिक दृष्टी प्राप्त होऊ शकते.

मोतीबिंदू : कारण अंधत्वाचे

मोतीबिंदू हे जगातील अंधत्वाचे सर्वांत मोठे कारण आहे. जागतिक पातळीवर ५० टक्क्यांहून अधिक रुग्ण मोतीबिंदूमुळे अंध होतात. या विकारावर वेळीच उपचार केल्यास नजर १०० टक्के परत येऊ शकते.

मोतीबिंदू म्हणजे काय?

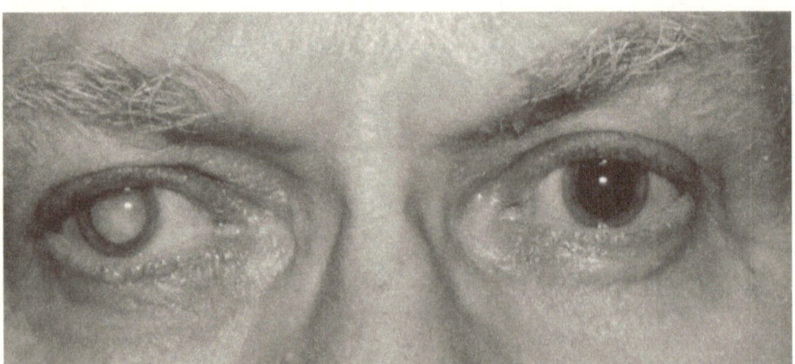

डोळ्याची रचना ही कॅमेऱ्याप्रमाणे असते. डोळ्यातील नेत्रभिंग कॅमेऱ्याच्या लेन्सप्रमाणे डोळ्यात येणारे प्रकाशकिरण नेत्रपटलावर फोकस करते. हे नेत्रभिंग निरोगी अवस्थेत पारदर्शक असते, त्यामुळे तयार होणारी प्रतिमा स्वच्छ दिसते. मात्र, कालांतराने हे नेत्रभिंग अपारदर्शक होऊ लागते, तेव्हा त्याला मोतीबिंदू असे म्हणतात.

मोतीबिंदूची कारणे

हा विकार मुख्यत्वे वयोमानाने होतो. काही आनुवंशिक आजारांमुळे नवजात अर्भकामध्येही मोतीबिंदू दिसून येतो. त्याचप्रमाणे मधुमेह, डोळ्याची इजा यामुळेही मोतीबिंदूची वाढ झपाट्याने होते.

लक्षणे

- नजर धूसर होते. रुग्णास अर्धपारदर्शक पडद्यातून बघितल्यासारखे दिसते.
- प्रखर सूर्यप्रकाशाचा किंवा रात्री समोरील वाहनांच्या दिव्याचा खूप त्रास होतो.
- चश्म्याचा नंबर वारंवार बदलतो.
- चश्म्याशिवाय जवळचे चांगले दिसते (Second sight).
- दृष्टी खूप मंद होऊन अंधत्व येते.

मोतीबिंदूची शस्त्रक्रिया केव्हा करावी?

सर्वसामान्य लोकांची अशी समजूत असते की, मोतीबिंदू पूर्ण पिकल्यावर (नजर पूर्ण कमी झाल्यावर) काढावा. परंतु आधुनिक तंत्रज्ञानामुळे मोतीबिंदू कधीही काढून टाकता येतो. कच्चा मोतीबिंदू काढणे पूर्ण सुरक्षित झाले आहे. यामुळे नजर कमी झाल्याने दैनंदिन व्यवहार, कामकाज करण्यास बाधा येते, तेव्हा मोतीबिंदूची शस्त्रक्रिया करावी. तो पिकण्याची वाट बघू नये!

उपचार

मोतीबिंदूवर शस्त्रक्रिया हा एकमेव उपचार आहे. तंत्रज्ञानात झालेल्या प्रगतीने ही शस्त्रक्रिया बऱ्याच अंशी निर्धोक व ताबडतोब आणि उत्तम नजर देणारी झालेली आहे. मोतीबिंदूवर इतर कोणतेही औषधोपचार उपयोगी ठरत नाही.

शस्त्रक्रियेपूर्वीच्या तपासण्या

- डोळ्याची सर्वांगीण चिकित्सा. डोळ्याला इतर आजार व लासरू नाही याची खात्री करणे
- नेत्रपटलाची तपासणी व गरज पडल्यास FFA/OCT आदी आधुनिक तपासण्या
- लेन्सचा नंबर काढणे. लेन्सचा अचूक नंबर काढण्यासाठी ऑप्टिकल बायोमेट्री हे मशीन वापरले जाते. पारंपरिक ए-स्कॅन सोनोग्राफीपेक्षा ऑप्टिकल बायोमेट्री तंत्राने कित्येक पटीने अचूक नंबर काढता येतो.
- अत्याधुनिक तंत्रज्ञान असलेले व्हेरीऑन इमेज गाईडेड टेक्नॉलॉजी मशीन दुधभाते नेत्रालयात उपलब्ध आहे. शस्त्रक्रियेच्या दरम्यान छेद कुठे द्यावा जेणेकरून रुग्णाला कमीत कमी नंबर लागेल याचे हे मशीन मार्गदर्शन करते.
- रक्ताच्या तपासण्या करणे
- फिजिशियनकडून रक्तदाब, मधुमेह व हृदयविकार नाही, याचे फिटनेस सर्टिफिकेट घेणे

शस्त्रक्रियेचे प्रकार

१. E.C.C.E. : या पारंपरिक पद्धतीत बुबुळाजवळ मोठी चीर घेऊन मोतीबिंदू एकसंध काढला जातो. जखम टाके घालून शिवावी लागते. जखम भरून येण्यासाठी एक-दीड महिन्यांचा कालावधी लागतो. ही पद्धत कालबाह्य झाली आहे.

२. **स्मॉल इंसीजन (नॉन-फेको)** : या पद्धतीतदेखील मोतीबिंदू एकसंध काढला जातो. परंतु जखमेच्या विशिष्ट रचनेमुळे टाके घालावे लागत नाहीत. शस्त्रक्रियेची जखम फेकोपेक्षा बरीच मोठी असल्याने दृष्टिवैषम्य (Astigmatism) हा चश्म्याचा नंबर येण्याची शक्यता असते. जखम भरून येण्यास दोन ते तीन आठवड्यांचा कालावधी लागतो.

३. **फेकोइमल्सिफिकेशन (फेको)** : गेल्या काही वर्षांपासून मोतीबिंदू शस्त्रक्रिया फेको पद्धतीनेच केली जाते. या पद्धतीत डोळ्याच्या आवरणास २.८ mmची चीर पाडली जाते. फेको मशीनने ही प्रक्रिया अगदी सहजतेने होते. अगदी कठीण मोतीबिंदूही सहज काढता येतो. त्यातून फेको मशीनची

बॉलपेनसारखी दिसणारी नळी डोळ्यात घातली जाते. या नळीद्वारे अतिउच्च ध्वनिलहरी सोडून मोतीबिंदूचा चुरा केला जातो आणि तो शोषून घेतला जातो. जखम अतिशय लहान असल्याने टाके घालावे लागत नाहीत, तसेच जखमेमुळे नवीन नंबर (Astigmatism) येत नाही. शस्त्रक्रियेनंतर दोन आठवड्याने चश्म्याचा नंबर काढला जातो.

४. **MICS :** ही सगळ्यांत जास्त अत्याधुनिक व यशस्वी पद्धत आहे. या पद्धतीने १.८ mmची चीर घेतली जाते. जखम अतिशय लहान असल्यामुळे ती भरून येण्यासाठी पाच दिवसांचा कालावधी लागतो.

नेत्रांतर्गत कृत्रिम भिंग (Intraocular Lens/IOL)

विविध प्रकारच्या भिंगांबद्दल माहिती घेण्यापूर्वी आपण काही मूलभूत गोष्टींचा विचार करू.

- चाळिशीपूर्वी डोळ्यातील नैसर्गिक भिंगाचा आकार बदलण्याची क्षमता असते. त्यामुळे चाळिशीपूर्वी जवळचे बघण्यासाठी वेगळ्या चश्म्याची गरज पडत नाही. चाळिशीनंतर ही क्षमता हळूहळू कमी होत जाते.
- बहुतांश लोकांचे बुबूळ गोलाकार असते. परंतु काही रुग्णांच्या बुबुळाची वक्रता विविध अक्षांमध्ये असमान असते. यालाच अस्टिग्मॅटिसम (Astigmatism) असे म्हणतात. अशा रुग्णांना सिलिंड्रिकल नंबरचा चश्मा वापरावा लागतो.
- मोतीबिंदू काढून त्या जागी शस्त्रक्रियेदरम्यान IOLचे भिंग बसवले जाते. त्याची काढ-घाल करावी लागत नाही. त्याप्रमाणे एकदा बसवलेले IOL आयुष्यभर टिकते.

IOLचे प्रकार

- **मोनोफोकल लेन्स :** ही IOL दुमडता येणारी (Foldable) किंवा न दुमडता येणारी (Rigid) असतात. मोनोफोकल IOLमुळे फक्त दूरचे अथवा जवळचे स्वच्छ दिसते. इतर कामांसाठी चश्मा वापरावाच लागतो. IOLचे विविध प्रकार उपलब्ध आहेत.
- **मल्टिफोकल लेन्स :** या लेन्सच्या विशिष्ट रचनेमुळे दूरचे आणि जवळचे स्पष्ट दिसते. ही लेन्स दोन्ही डोळ्यांमध्ये घालणे गरजेचे असते. दुसऱ्या

डोळ्याची शस्त्रक्रिया पहिल्या डोळ्याच्या शस्त्रक्रियेनंतर एक ते दीड महिन्यांत केली जाते. क्वचितप्रसंगी अगदी कमी नंबरचा चश्मा वापरावा लागतो.

यामध्ये छोटे अक्षर बघण्यासाठी चश्मा लागण्याची शक्यता असते. तसेच रात्रीच्या वेळी ड्रायव्हिंग करत असताना समोरून येणाऱ्या गाड्यांच्या फोकसभोवती वलय, रिंग दिसू शकतात. न्यूरोॲडॅप्टेशन झाल्यानंतर कालांतराने याची तीव्रता कमी होऊ शकते.

- **ट्रायफोकल लेन्स :** यात दूरचे, जवळचे, मध्यम अंतरावरचे स्पष्ट दिसते. लाईटभोवती वलय व रिंगची तीव्रता कमी असते.
  खूप छोटी अक्षरे/छोट्या वस्तू बघण्यासाठी चश्म्याची आवश्यकता भासते.
- **टोरिक लेन्स :** ही लेन्स मोनोफोकल किंवा मल्टिफोकल असू शकते. या लेन्सच्या रचनेमुळे अस्टिग्मॅटिसम कमी करता येतो.
- **गॅलेक्सी स्पायरल IOL :** या लेन्समुळे दूरचे, जवळचे तसेच मध्यम अंतरावरचे स्पष्ट दिसते. ही लेन्स दोन्ही डोळ्यांत घालणे गरजेचे असते. नैसर्गिक लेन्सप्रमाणे दृष्टी मिळते. क्वचितप्रसंगी खूप छोटी अक्षरे / छोट्या वस्तू पाहण्यासाठी चश्म्याची गरज असते. यामध्ये लाईटभोवती वलय / रिंग दिसत नाही. त्यामुळे रात्री ड्रायव्हिंग करताना याचा त्रास होत नाही. या लेन्समुळे रुग्णाला सुपर नॅचरल नजर येते.

मोतीबिंदू पुन्हा होतो का?

मोतीबिंदू पुन्हा होत नाही, परंतु शस्त्रक्रियेमध्ये मूळ मोतीबिंदूचा एक पापुद्रा (Posterior Capsule) मागे सोडला जातो. याच्या आधारावर डोळ्यात IOL ठेवला जातो. कालांतराने हा पापुद्रा भुरकट व जाड होतो. याग लेसर या मशीनद्वारे या पापुद्र्यास छिद्र पाडून दृष्टी पूर्ववत केली जाते.

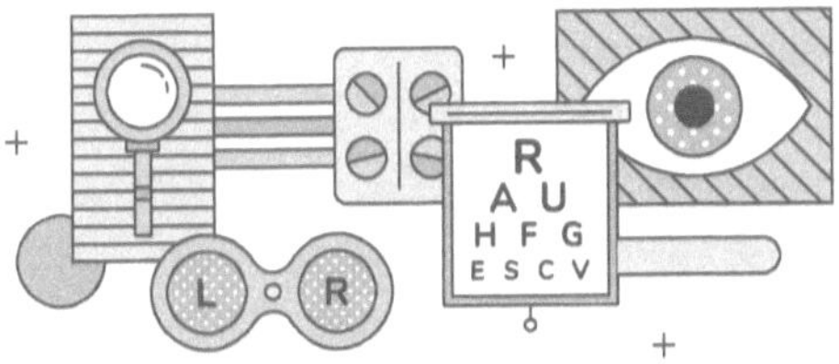

व्हिट्रियस फ्लोटर्स (Vitreous Floaters)

> *सर्वसामान्य आजार म्हणून व्हिट्रियस फ्लोटर्स या आजाराला ओळखले जाते. पण घाबरून न जाता योग्य वेळी त्यावर उपाय करणे सोयीचे आहे.*

बहुतांश वेळा ही रुग्णांची सर्वसामान्य तक्रार असते आणि अनेकदा त्यावर फार मोठे उपाय नसतात. परंतु, या दोषामुळे नजर कमी झाली, तर त्यावर त्वरित उपाय करणे गरजेचे आहे. कोणत्याही परिस्थितीत रुग्णाने घाबरून न जाता वैद्यकीय सल्ला घ्यावा, हे उत्तम!

डोळ्यांच्या आत व्हिट्रियस नावाचा जेलीसारखा पदार्थ असतो. ज्यात कोलॅजेन नावाचा तंतुमय गठ्ठा असतो. तरुणपणी तो घट्टसर आणि एकसंध असतो. वयोमानपरत्वे त्याचा एकसंधपणा कमी होऊन त्याचे थर विरळ होऊ लागतात आणि ते डोळे हलवले असता त्यातील थर अथवा पदार्थ नजरेच्या टप्प्यात येतात, त्याला व्हिट्रियस फ्लोटर्स (Vitreous Floaters) असे म्हणतात.

लक्षणे

- नजरेच्या टप्प्यात काळपट अथवा करड्या चंदेरी रंगाचे ठिपके, वलय, कोळ्याच्या जाळ्याप्रमाणे आकृती येणे
- कधी एकमेकांना चिकटलेले असंख्य गोळे दिसणे आणि डोळा हलवल्याबरोबर ते हलणे

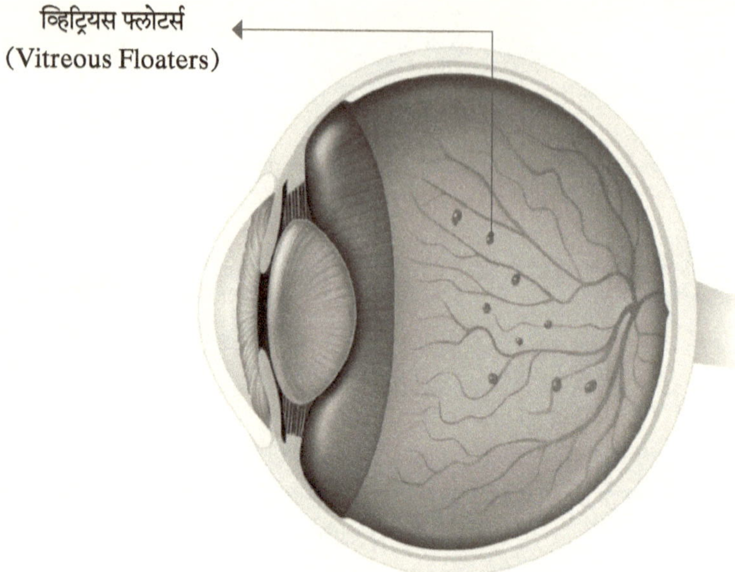

- पांढऱ्या पृष्ठभागाकडे पाहताना अशा घोस्ट इमेजेस दिसणे/ठिपके दिसणे.
- चाळिशीच्या दरम्यान योग्य नंबरचा जवळचा चश्मा लावला नाही तर हे अधिक दिसतात.
- डोळ्याच्या हालचालीबरोबर हे ठिपके/आकृत्या हलतात आणि हळूहळू नाहीशा होतात. (तळाशी सिंक होतात).

कारणे

- योग्य नंबरचा चश्मा न लावणे
- शरीरात जीवनसत्त्वांची कमतरता
- क्वचित डोळ्याच्या इतर शस्त्रक्रिया झाल्यानंतर
- आजारातून उठल्यावर अशक्तपणा असताना हे फ्लोटर्स अधिक दिसू शकतात
- दृष्टिपटल म्हणजे रेटिनाचा कोणताही त्रास असेल तर हे फ्लोटर्स दिसू शकतात
- खूप प्रमाणात चश्म्याचा नंबर असलेल्या रुग्णांच्या डोळ्याचा आकार हा सामान्य नसतो. त्यामुळे त्यांना हे फ्लोटर्स अधिक दिसू शकतात
- वृद्धापकाळामुळे आणि त्यामुळे डोळ्यातील रचनेत बदल झाल्याने

- मोतीबिंदू शस्त्रक्रियेनंतर गुंतागुंत निर्माण झाल्यास
- डोळ्याला अपघात झाल्यास आणि गंभीर इजा झाल्यास
- उच्च रक्तदाब आणि मधुमेह हे नियंत्रित नसल्यास

उपचार

- डोळा आतून तपासल्यावर आत काही बिघाड नसेल तर योग्य नंबरचा चश्मा लावून याकडे दुर्लक्ष करणे उत्तम!
- मोठ्या प्रमाणात दृष्टिदोष निर्माण झाल्यास व्हिट्रियस बॉडीवर शस्त्रक्रिया केली जाते. त्यातील गढूळपणा काढून त्या जागी ऑइल अथवा गॅस भरला जातो.
- योग्य आहारविहार केल्याने वयोमानपरत्वे होणारे बदल लांबवले जातात.
- आहारात कमतरता असेल, तर ती औषधे देऊन भरून काढावीत.
- दृष्टिपटलावर/रेटिनावर काही रक्तस्राव असेल तर त्यावर इलाज करावा.
- रुग्णाला इतर आजार असतील तर त्यासंदर्भातील औषधे व्यवस्थित द्यावीत.

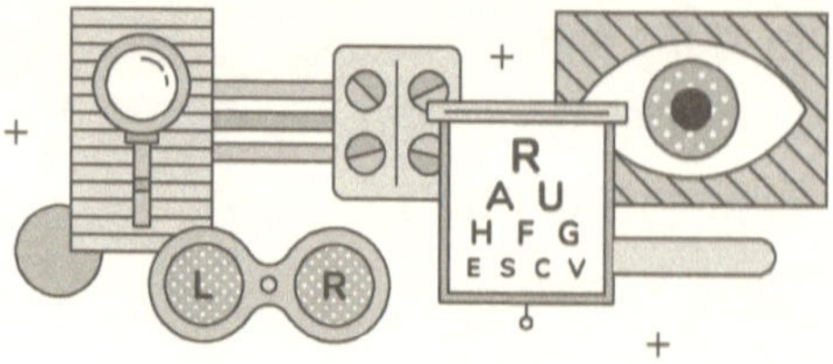

व्हिट्रियस हिमरेज (Vitreous Hemorrhage)

व्हिट्रियस हा डोळ्याच्या आतील जेलीसारखा घनता असलेला द्रवपदार्थ आहे. त्यामध्ये ९८ टक्के पाणी आणि उरलेले हायलुरॉनिक ॲसिड आणि कोलॅजन प्रकारच्या तंतुपेशी असतात. हा पदार्थ मागे रेटिनाला म्हणजे दृष्टिपटलाला, तर पुढे डोळ्याच्या लेन्सला/नैसर्गिक भिंगाला चिकटलेला असतो.

डायबेटिस / उच्च रक्तदाब असणाऱ्यांना कमकुवत रक्तवाहिन्या तयार होण्याचा विकार असतो. या रक्तवाहिन्या नाजूक असल्याने त्या कधी फाटून त्यातून रक्त बाहेर येऊ शकते. त्यामुळे असे रक्त व्हिट्रियसमध्ये साठते. यालाच व्हिट्रियस हिमरेज (Vitreous Hemorrhage) म्हणतात.

कोणाला होऊ शकते?

- मोठ्या प्रमाणात मायनस नंबर आणि मायोपिक रेटिनोपॅथी
- डायबेटिक रेटिनोपॅथी
- डोळ्याला मार लागला असेल तर
- डोळ्याची इतर कोणतीही शस्त्रक्रिया झाली असेल तर
- रक्तवाहिन्यांचा इतर कोणता आजार असेल तर... जसे, कॅरोटिड आर्टरी डिसीज, BRVO (Branch Retinal Vein Occlusion), CRVO (Central Rentinal Vein Occlusion), Eales Disease
- ल्युकेमिया कर्करोग

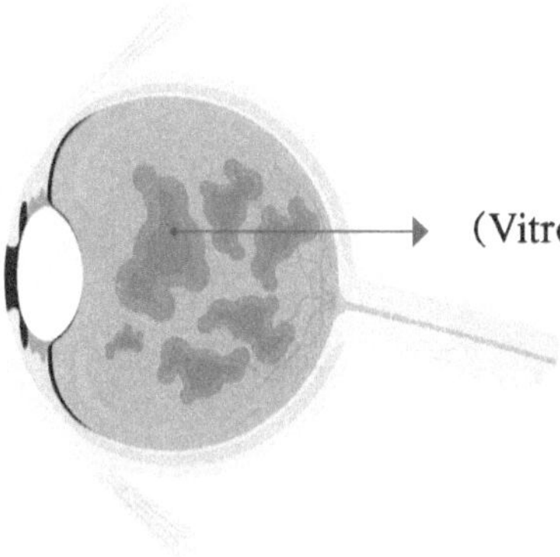

तपासण्या

- इनडायरेक्ट फंडस्कोपी
- ओसीटी
- गोनिओस्कोपी
- स्लिट लॅम्प एक्झामिनेशन
- बी स्कॅन

उपाय

- लेसर
- डोळ्यात दिले जाणारे इंजेक्शन (Anti VEGF)
- **शस्त्रक्रिया :** यात व्हिट्रियसचा खराब भाग काढून डोळ्यात ऑइल अथवा गॅस भरला जातो.

काय करावे?

- हा आजार मुख्यत्वे मधुमेहींमध्ये (Diabetic Retinopathy) आढळतो. यावर वेळीच उपाय करणे व रक्तशर्करा नियंत्रणात ठेवणे गरजेचे असते.
- उच्च रक्तदाब असेल तर उपचार करून रक्तदाब नियंत्रणात आणणे गरजेचे असते. अशा रुग्णांमध्ये मागची रक्तवाहिनी ब्लॉक होऊन फुटण्याची शक्यता असते. त्यामुळे हा आजार बळावतो.

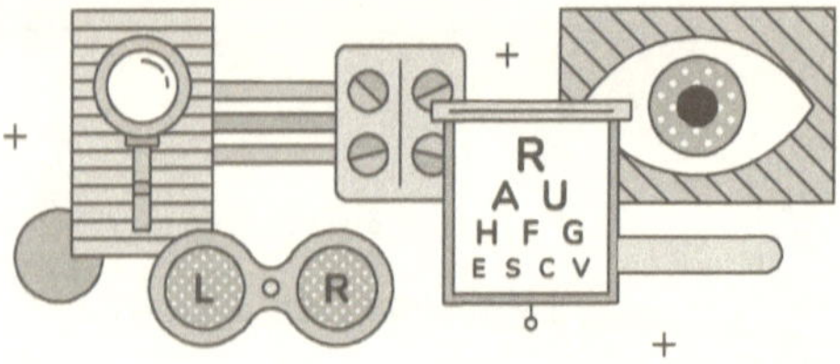

डायबेटिक रेटिनोपॅथी (Diabetic Retinopathy)

> *मधुमेहामुळे अंधत्व येण्याचे प्रमाण सातत्याने वाढत आहे. आपली लाईफस्टाईल बदललेली असल्याने मधुमेह आटोक्यात ठेवणे हे आता आपल्यापुढील आव्हान आहे. त्यामुळे आपल्यातील जागरूकताच या अंधत्वाला रोखू शकते.*

डायबेटिक रेटिनोपॅथी म्हणजे काय?

डायबेटिक रेटिनोपॅथी ***(Diabetic Retinopathy)*** मध्ये रेटिना म्हणजेच डोळ्याच्या मागच्या पडद्याला रक्तपुरवठा करणाऱ्या रक्तवाहिन्यांना नुकसान पोहोचते. यामुळे मागच्या पडद्याला सूज येते, रक्तस्राव होतो आणि कालांतराने दृष्टी अंधूक होत जाते.

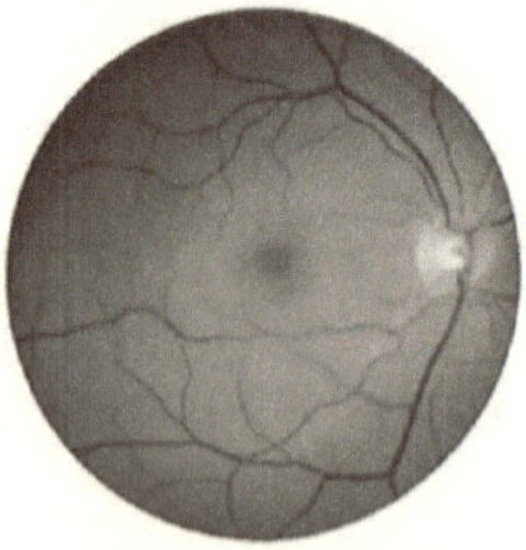

सामान्य डोळ्यातील पडदा

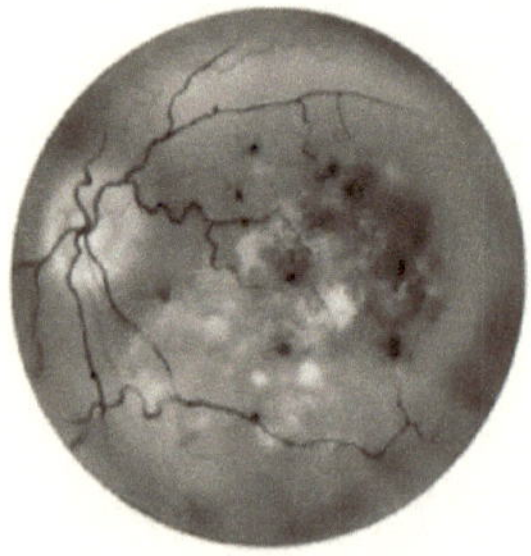

डायबेटिक रेटिनोपॅथी

मधुमेहींमध्ये नेत्ररोगाचे लवकर निदान व वेळेवर उपचार न झाल्यास दृष्टी जाण्याचा धोका मोठ्या प्रमाणावर वाढतो. डायबेटिक रेटिनोपॅथी जास्त विकसित झाल्याशिवाय दृष्टीविषयक लक्षणे दिसून येत नाहीत. केवळ एक नेत्रचिकित्सातज्ज्ञच डायबेटिक रेटिनोपॅथीची सुरुवातीची लक्षणे ओळखू शकत असल्याने, सर्व मधुमेहींनी वर्षातून किमान एकदातरी नेत्रपटलपरीक्षा करून घ्यावी.

सर्वच मधुमेहींना डायबेटिक रेटिनोपॅथीचा विकार होईल का?

कुठल्याही प्रकारच्या मधुमेहीला डायबेटिक रेटिनोपॅथीचा विकार होण्याची शक्यता असते. पण, साधारणतः निरीक्षणात असे येते की, मधुमेहींपैकी जवळपास निम्म्या लोकांच्या जीवनकालात डायबेटिक रेटिनोपॅथी काही प्रमाणात उद्भवते.

मधुमेहामुळे डोळ्यावर कसा परिणाम होतो?

मधुमेहाला शरीरातील रक्तवाहिन्या बळी पडू शकतात. नेत्रपटलीय रक्तवाहिन्यांचे हे नुकसान तसेच नेत्रपटलातील काही रचनात्मक बदल यांना एकत्रितपणे डायबेटिक रेटिनोपॅथी म्हणतात. यामुळे दृष्टी जाते.

डायबेटिक रेटिनोपॅथीमुळे दृष्टी कशी जाते?

सुरुवातीला डायबेटिक रेटिनोपॅथीची लक्षणे दिसून येत नाहीत. म्हणजेच, रुग्ण काहीच तक्रार करणार नाहीत, त्यांना सर्व काही नीट दिसेल. यामुळे डोळे तपासण्यासाठी नियमितपणे जाणे महत्त्वाचे ठरते. या विकारात नेत्रपटलाला सूज येऊ शकते किंवा त्यातून रक्त येऊ शकते. यावर केवळ सुरुवातीच्या स्थितीतच उपचार होऊ शकतो; आणि याचे निदान केवळ नेत्रचिकित्सातज्ज्ञांनी तपासणी केल्यावरच होऊ शकते.

डायबेटिक रेटिनोपॅथीमुळे दृष्टी जाण्याची मुख्य कारणे :

१. **डायबेटिक मॅक्युलर एडिमा :** अशक्त रक्तवाहिन्यांची गळती सुरू होऊन द्रवसंचयामुळे नेत्रपटल सुजू शकते थोड्या प्रमाणात दृष्टी जाऊ शकते.
२. **प्रोलिफेरेटिव्ह डायबेटिक रेटिनोपॅथी :** जेव्हा नव्या असाधारण रक्तवाहिन्या वाढतात किंवा प्रवृद्ध होतात, तेव्हा त्या वाहिन्यांमधून रक्तस्राव

होऊ शकतो; ज्यामुळे अचानक तीव्रतेने दृष्टी जाऊ शकते. याला व्हिट्रियस हिमरेज म्हणतात. रक्तस्राव वारंवार होत राहिला तर व्रणाची असाधारण वाढ होऊन नेत्रपटलावरील आकुंचन व ताण वाढेल, याला ट्रॅक्शन रेटिनल डिटॅचमेंट (RD) म्हणतात. डीएमईमुळे उद्भवणाऱ्या दृष्टिदोषामुळे वाचणे, ड्रायव्हिंग यांसारख्या दैनंदिन कृतींच्या क्षमतेवर आधीपासूनच परिणाम झाल्याची शक्यता असते. बहुतेक रुग्णांना त्यांच्या डॉक्टरांकडे चाचणी व उपचार यासाठी नियमित जावे लागू शकते.

मधुमेहींनी किती वेळा त्यांचे नेत्रपटलीय परीक्षण करावे?

- मधुमेहींनी नेत्रपटल विशेषज्ञाकडून वर्षातून किमान एकदा तरी डोळ्यांची तपशीलवार तपासणी करून घ्यावी.
- डायबेटिक रेटिनोपॅथी नसल्यास : वार्षिक तपासणी
- लवकर निदान झालेली डायबेटिक रेटिनोपॅथी : सहा महिन्यांनी तपासणी
- किंवा नेत्रचिकित्सा तज्ज्ञांच्या सल्ल्यानुसार

डायबेटिक रेटिनोपॅथीसाठी कुठल्या चाचण्या घेतल्या जाऊ शकतात?

- **इनडायरेक्ट आफथल्मोस्कोपी** : स्लिट लॅम्प तपासणीतून डोळ्यांच्या रचनेची विशालित प्रतिमा तपशीलवार दिसते, ज्यामुळे विविध नेत्रविकारांचे निदान करता येते. नेत्रपटल तपासण्यासाठी हातात धरलेले भिंग वापरण्यात येते.
- **एफएफए (फंडस फ्लुरोसन अँजिओग्राफी)** : ही एक संशोधनात्मक प्रक्रिया आहे, ज्यामुळे चिकित्सक निदानास मदत होते. यामध्ये वाहिन्यांमध्ये निळ्या रंगाचे अंतःक्षेपण करून (इंजेक्शन देऊन) नेत्रपटलाचे निळ्या प्रकाशात फोटो काढण्यात येतात.
- **ओसीटी (ऑप्टिकल कोहरन्स टोमोग्राफी)** : हे नेत्रपटलाच्या परिक्षेत्राच्या प्रतिमा मिळवण्याचे तंत्र आहे.

उपचारपद्धती कोणकोणत्या आहेत?

- **लेसर फोटोकोग्युलेशन** : या उपचाराचा उद्देश नेत्रपटलामधील बदलांच्या विकाराला अटकाव करून असलेली दृष्टी कायम ठेवण्याचा आहे.

नेत्रपटलातील काही भाग मुद्दाम नष्ट करून फोटोकोग्युलेशन असाधारण नवीन रक्तवाहिन्यांना मागे सारण्यात मदत करते आणि त्याद्वारे व्हिट्रीअस हिमरेजचा (व्हिट्रियस/टिआरडीचा) धोका कमी करते.

- **व्हीईजीएफ (Anti VEGF) :** व्हॅस्कुलर एंडोथेलियल ग्रोथ फॅक्टर (व्हीईजीएफ) पुरेसा ऑक्सिजन न मिळणाऱ्या पेशींद्वारे स्त्रवला जातो आणि या असामान्य रक्तवाहिन्यांच्या वाढीला उत्तेजन दिले जाते. व्हीईजीएफविरोधी औषधे व्हीईजीएफला या नव्या रक्तवाहिन्यांच्या वाढीस उत्तेजन देण्यापासून अडवतात. ज्या शंकू व दंड पेशींना इजा पोहोचवतात.
- **स्टेरॉइड इंजेक्शन :** इंट्रा व्हिट्रियल स्टेरॉईड इंजेक्शन, डायबेटिक रेटिनोपॅथीमध्ये दाहविरोधी औषधे म्हणून वापरली जातात.
- **व्हिट्रेक्टॉमी :** नवी शल्यचिकित्सा तंत्रे व्हिट्रियस मायक्रो-सर्जरी विकसित करण्यात आली आहेत. तुमच्यावर उपचार करणारे डॉक्टर तुमच्या वैद्यकीय विकारस्थितीला सर्वांत अनुरूप अशा उपचारपद्धतीचा सल्ला देतील.

डीएमईमुळे (डायबेटिक मॅक्युलर ईडिमा) उद्‌भवलेल्या दृष्टिदोषाची स्थिती सुधारण्यासाठी मी काय करू शकतो ?

- तुमच्या स्वतःच्या दृष्टीवर नियमितपणे लक्ष ठेवा. घरी असताना तुमच्या दृष्टीमधील कुठल्याही बदलाची नोंद घ्या. सक्रिय राहा आणि कुठलेही बदल जाणवल्यास तुमच्या डॉक्टरांना सांगा.
- तुमच्या दृष्टीमधील बदलांशी जुळवून घेणे कठीण होऊ शकते. उपचारासाठी विचारणा करण्यात काहीही गैर नाही.
- तुमच्या दृष्टीबद्दल तुमच्या कुटुंबाशी आणि मित्रपरिवाराशी बोला. तुम्हांला वाचनात, सभोवताली वावरण्यात, औषधे घेण्यात किंवा घरातील कामे करण्यात त्रास होत असल्याची जाणीव करून द्या.
- तुमच्या मधुमेहाची काळजी घ्या. रक्तशर्करा पातळी नियंत्रित ठेवणे, हे तुमची दृष्टी कायम ठेवण्याचे व तुमच्यावरील उपचाराचा जास्तीत जास्त लाभ मिळवण्याचे एक महत्त्वाचे अंग आहे.
- दृष्टी कायम ठेवण्यासाठी नियमितपणे रक्तशर्करा पातळीवर लक्ष ठेवा.

- मधुमेहासाठीची व डीएमईमुळे उद्भवलेल्या तुमच्या दृष्टिदोषासाठीची तुमच्या नेत्रतज्ज्ञाने सांगितल्याप्रमाणे औषधे घ्या. ते तुम्ही काय खावे व काय खाऊ नये, तसेच कधी खावे, हे सांगू शकतात.

मधुमेहीने डोळ्याची काळजी कशी घ्यावी?

मधुमेहीच्या रक्तातील वाढलेल्या साखरेमुळे अनेक अवयवांना इजा पोहोचून ते खराब होऊ शकतात. हृदय, मूत्रपिंड, डोळे, पाय अशा अनेक अवयवांना नुकसान होऊ शकते. आपण फक्त डोळ्यांचा विचार केला तर मधुमेहींना मुख्यतः तीन प्रकारचे नेत्ररोग होण्याची शक्यता असते :

१. **डायबेटिक रेटिनोपॅथी :** यामध्ये डोळ्यांच्या पडद्यावरील केशवाहिन्या खराब होतात आणि उपाययोजना न केल्यास शेवटच्या टप्प्यात अंधत्व येऊ शकते.

२. **मोतीबिंदू :** यामध्ये डोळ्यांची भिंगे आधी दुधाळ आणि कालांतराने अपारदर्शक होतात.

३. **काचबिंदू :** यामध्ये डोळ्यांच्या गोलातील पोकळीत असणाऱ्या द्रवाचा दाब प्रमाणाबाहेर वाढून दृष्टीशी संबंधित मज्जातंतूंना इजा होऊन अंधत्व येऊ शकते.

तुमच्या दृष्टीचे रक्षण करण्यासाठी तुम्ही काय करू शकता?

डायबेटिक रेटिनोपॅथीचे लवकर निदान होणे, हे दृष्टी जाण्याविरोधातील सर्वोत्तम संरक्षण आहे. डायबेटिक रेटिनोपॅथीवरील यशस्वी उपचार हा नेत्रचिकित्सा तज्ज्ञांच्या उपचारावर व तुमची रक्तशर्करा पातळी, रक्तातील क्रिएटिनच्या व रक्तातील चरबीची पातळी यांसारख्या चयापचयाच्या घटकांवरील नियंत्रणावर अवलंबून असतो. डायबेटिक रेटिनोपॅथीचे व्यवस्थापन करण्यासाठी वैद्यकीय उपचार नीट पार पडणे लाभदायक ठरते. हे लक्षात घ्या की, प्रत्येकाची स्थिती वेगळी असते आणि या पुस्तकामधून तुमच्या सर्वच प्रश्नांची उत्तरे मिळतील, असे नाही. अधिक माहितीसाठी तुमच्यावर उपचार करणाऱ्या डॉक्टरांकडे विचारणा करावी.

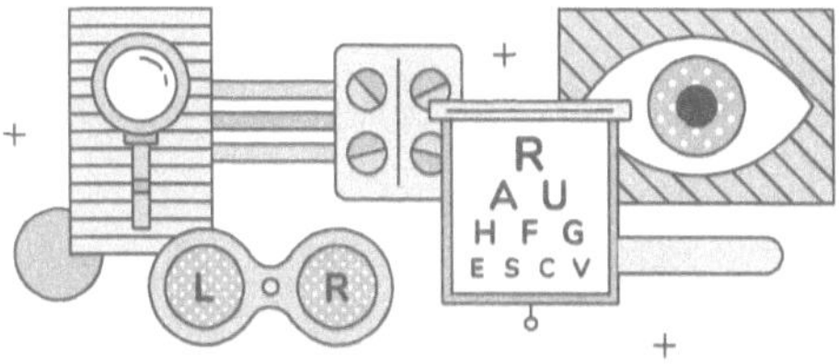

रेटिनल डिटॅचमेंट
(Retinal Detachment)

प्रतिमा निर्माण करण्याचे कार्य रेटिना म्हणजे डोळ्याच्या मागचा पडदा करत असतो. या दृष्टिपटलावर लाईट पडली की तो मेंदूपर्यंत पोहोचवला जातो आणि मेंदू प्रतिमा निर्मितीचे कार्य करतो. काही कारणास्तव हा पडदा पुढे सरकला वा पडला तर मेंदूपर्यंत प्रतिमा पोहोचत नाही. त्यामुळे आपण व्यवस्थित बघू शकत नाही. एकूणच या प्रकाराला रेटिनल डिटॅचमेंट (Retinal Detachment) किंवा डोळ्याचा पडदा सरकणे असे म्हणतात.

डोळ्याचा पडदा सरकण्याचे तीन प्रकार आहेत :

१. **डोळ्याचा पडदा फाटणे (रिग्मॅटोजिनस) :** मोठ्या नंबरच्या चश्म्यामुळे, मार लागल्यामुळे डोळ्याचा पडदा फाटून तो सरकू शकतो.
२. **एक्स्युडेटिव्ह रेटिनल डिटॅचमेंट :** यामध्ये डोळ्याच्या पडद्याखाली पाणी (फ्ल्यूइड) जमा होते.
३. **ट्रॅक्शनल डिटॅचमेंट :** म्हणजे पडद्याजवळ रक्त जमा झाल्याने तेथे ताण निर्माण होऊन पडदा सरकतो. मधुमेहींमध्ये हे आढळून येते.

लक्षणे

डोळ्यांचा पडदा पूर्णपणे सरकला असेल तर दिसणे बंद होते. अशा वेळी केवळ प्रकाश दिसण्याचा भास होतो. पडदा अर्धा सरकला असेल तर अर्धेच दृश्य दिसेल.

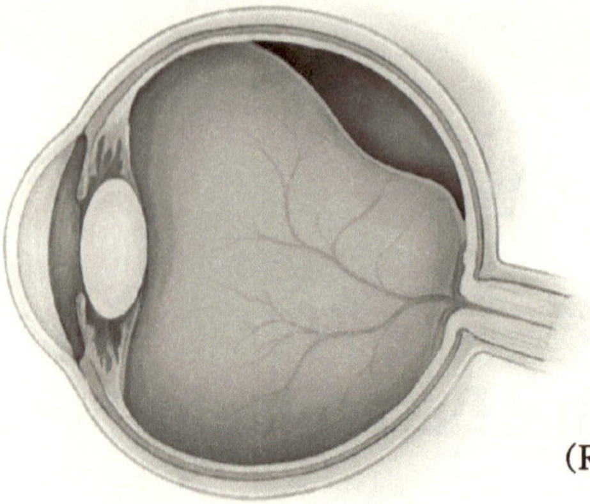

रेटिनल डिटॅचमेंट
(Retinal Detachment)

एकूणच पडदा किती सरकला आहे त्यावरून किती दिसेल हे स्पष्ट होते. मात्र, पडदा अर्धा सरकण्यापूर्वीची लक्षणेदेखील फार महत्त्वाची आहेत. पडदा फाटला असेल आणि सरकण्याच्या मार्गावर असेल तर डोळ्यासमोर फ्लॅश किंवा वीज चमकत असल्याचा भास होतो; त्याशिवाय काळे ठिपकेदेखील डोळ्यांसमोर दिसू लागतात. मार लागल्यावर अचानक दिसणे बंद झाले तर डोळ्याचा पडदा सरकलेला असू शकतो.

प्रतिबंधात्मक उपाय

ज्यांना मोठ्या नंबरचा चश्मा आहे, त्यांनी नियमितपणे डोळ्यांच्या पडद्याची तपासणी करून घ्यावी. कुटुंबात कोणाला डोळ्याचा पडदा सरकण्याचा विकार झाला असेल तर अशा व्यक्तींनीही डोळ्याच्या पडद्याची नियमित तपासणी केली पाहिजे.

- मधुमेहींनी आपले डोळे नियमित तपासून घेतले पाहिजेत.
- फ्लॅश व काळे बिंदू दिसू लागल्यावर त्वरित डॉक्टरांकडे गेले पाहिजे. त्यावर आपण डोळ्याचा पडदा फाटू नये म्हणून आधीच उपाययोजना करू शकतो.
- त्वरित नेत्रतज्ज्ञांचा सल्ला घेऊन त्यावर वेळीच उपचार केल्याने तुमची दृष्टी पूर्ववत येऊ शकेल.

नेत्रतज्ज्ञ तुम्हांला विट्रेक्टॉमीसारख्या शस्त्रक्रियेचा सल्ला देतील. यासोबतच डोळ्यात ऑइल किंवा गॅस टाकण्याचा सल्ला देतील.

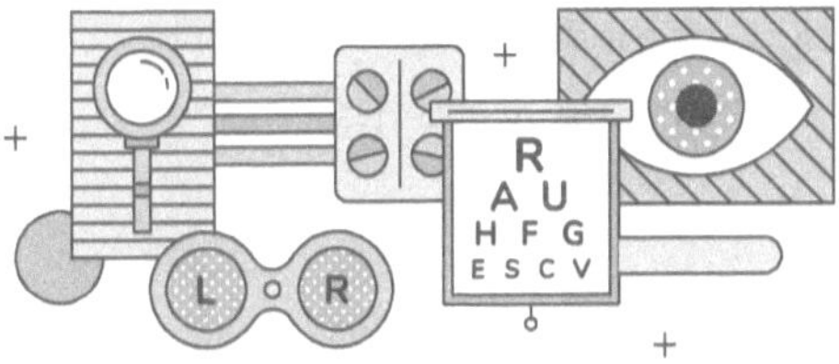

रेटिनाइटिस पिग्मेंटोसा (Retinitis Pigmentosa)

> *रेटिनाइटिस पिग्मेंटोसा (Retinitis Pigmentosa) हा बहुतांशी आनुवंशिक आजार आहे; तसेच तो पुरुषांमध्ये अधिक प्रमाणात आढळतो, असा संशोधनाचा निष्कर्ष आहे.*

मनुष्याच्या रेटिनामध्ये त्रिशंकू पेशी आणि दंड पेशी असतात. त्रिशंकू पेशी रंगीत दृष्टिज्ञानासाठी कार्यरत असतात; तर दंड पेशी अंधूक प्रकाशात दृष्टिज्ञान मिळण्यासाठी कार्य करतात. त्रिशंकू पेशींमध्ये बिघाड झाल्यास रंगांमधील फरक ओळखणे कठीण होऊन Colour Blindness येऊ शकतो. दंड पेशींमध्ये बिघाड झाला तर रातांधळेपणा येऊ शकतो.

सामान्य कारणे

- आनुवंशिकता
- डोळ्यातल्या गडद रंगद्रव्यामधला बिघाड

लक्षणे

- रात्रीच्या अंधारात दृष्टिदोष निर्माण होणे, अंधूक अथवा अजिबात न दिसून हालचालींमध्ये अडखळणे
- उजेडातून अंधाऱ्या जागी आल्यावर अनुकूलतेसाठी म्हणजेच अडॅप्टेशनसाठी नैसर्गिक वेळेपेक्षा विलंब होणे

- डोळ्यासमोर बोगद्यातून बघितल्यासारखी दृष्टी (टनेल व्हिजन) येणे
- हळूहळू दृष्टी कमी/अंधूक होत शेवटी पूर्णतः अंधत्व येणे

तपासण्या

- इलेक्ट्रोरेटिनोग्राम, इलेक्ट्रोऑक्युलोग्राम या ॲडव्हान्स तपासण्यांतून आजाराची तीव्रता कळते.
- डायलेटेड फंडस्कोपी म्हणजे डोळ्यांच्या बाहुल्या मोठ्या करून डोळ्यांची तपासणी करणे, रेटिनाचा फोटो घेऊन त्याद्वारेही रुग्णाला समजावता येते.
- पेरीमेट्री ही दृष्टिक्षेत्र तपासणारी डोळ्यांची तपासणीही उपयोगी पडते. या दोन प्राथमिक तपासण्या करून घेणे गरजेचे असते.

उपचार

- अ जीवनसत्त्वाची कमतरता होऊ न देणे नेहमीच श्रेयस्कर आहे!
- चश्म्याचा योग्य नंबर वापरून, लो व्हिजनची साधने वापरून आपले दैनंदिन जीवन सुधारता येते.
- अशा रुग्णांना उशिरा अंधत्व येत असल्यामुळे त्यांच्यात चिडचिडेपणा, एंग्झायटी अथवा इतर मानसिक विकारदेखील आढळून येतात. अनेकदा व्हिजन रिहॅबिलीटेशन किंवा समुपदेशन करावे लागते.
- दुर्दैवाने या आजारावर जगभरात कोणताही ठोस असा उपचार नाही. परंतु लहानपणापासूनच सर्वांनी डोळे तपासणी केली तर या आजाराचे निदान लवकर होते; तसेच भविष्यातील अडचणींची कल्पना आधीच आल्यामुळे पुढील वाटचालीसाठी शारीरिक आणि मानसिकदृष्ट्या रुग्ण तयार होऊ शकतो.

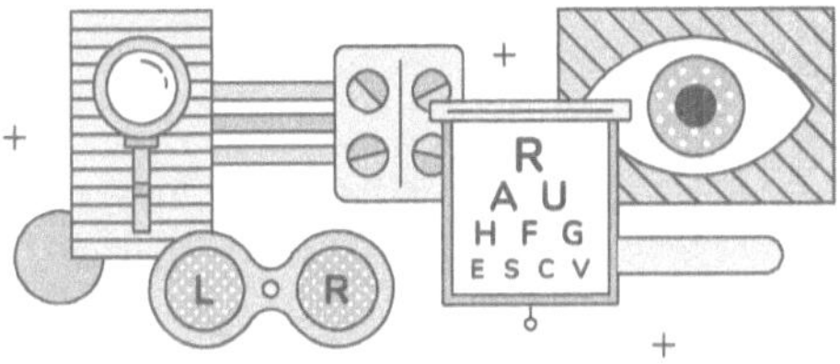

ऑप्टिक न्यूरायटिस
(Optic Neuritis)

> *ऑप्टिक नर्व्ह म्हणजे डोळ्याच्या बाहेर निघणारा दृष्टिपटलावरचा एक तंतुसमूह असतो. डोळ्यांची मेंदूला जोडणारी नस सुजली की ही स्थिती निर्माण होते. त्यामुळे डोळ्यांची हालचाल केल्यावर दुखणे अथवा काही काळापुरती दृष्टी कमी होणे, डोळ्यांसमोर अंधार येणे त्यालाच ब्लॅक आउट असेही म्हणतात.*

लक्षणे

- डोळ्यांची हालचाल केल्यावर दुखणे
- काही काळापुरती दृष्टी जाणे (टेम्पररी व्हिजन लॉस), काळपट दिसणे
- डोळ्यांसमोर दिवे चमकणे (फ्लॅशिंग फ्लोटर)
- रंगदृष्टी कमी होणे, रंगांमधला फरक पटकन न कळणे
- नजरेचा मधला भाग (सेंट्रल व्हिजन) अथवा नजरेचा बाहेरील भाग (पेरिफेरल व्हिजन) कमी होणे
- दृष्टिक्षेत्रामध्ये (व्हिज्युअल फिल्ड) अडचण जाणवणे

कारणे

- मेंदूला अथवा मज्जारज्जूला धक्का लागणे
- मल्टिपल स्क्लेरॉसीससारखे आजार

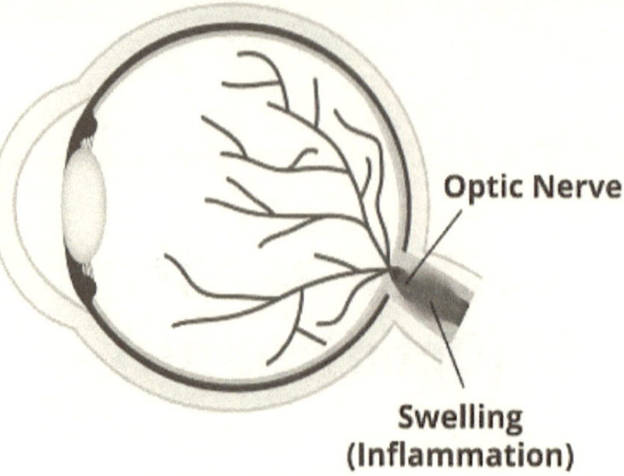

- काही ठरावीक इन्फेक्शन आणि त्याचा शरीरात इतरत्र प्रसार
- काही औषधांचा दुष्परिणाम (साईड इफेक्ट)
- एचआयव्ही, एन्सेफलायटीससारखे आजार

तपासणी कशी करतात?

- ऑप्टिकल कोहेरन्स टोमोग्राफी : डोळ्याच्या नसांची तपासणी होते.
- सिटीस्कॅन आणि एमआरआय : मेंदूची तपासणी केली जाते.

उपाय

- बरेचदा काहीही न करता काही आठवड्यांत अथवा महिन्यांत दृष्टी परत येते. काही वेळा कायमचा दृष्टिदोषही येतो.
- स्टिरॉइड्ससारखी औषधे पोटात आणि डोळ्यांत घालावी लागतात.
- याव्यतिरिक्त सकस आहार घ्यावा. मधुमेह/उच्च रक्तदाब अथवा इतर औषधे वेळेत घ्यावीत, अतिरिक्त श्रमाचा व्यायाम टाळावा.
- याचे मूळ कारण शोधून त्यावर उपचार करणे गरजेचे आहे.

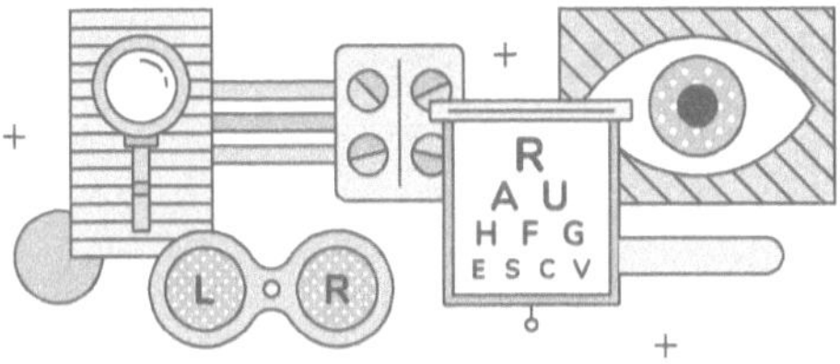

काचबिंदू (Glaucoma)

काचबिंदू हा दृष्टिचेता कमजोर करणारा विकार आहे. काचबिंदूने गेलेली दृष्टी कधीही परत येत नाही. त्यामुळे काचबिंदूची पावले वेळीच ओळखून त्याला थांबवणे, आटोक्यात आणणे अत्यंत जरुरीचे आहे.

काचबिंदू म्हणजे काय?

डोळ्यामध्ये जो पाण्यासारखा द्रव (नेत्रजल) असतो, त्याच्या दाबाचे नियंत्रण डोळ्यात होत असते. त्याचा निचरा योग्य रीतीने होत नाही, तेव्हा हा दाब वाढतो, याला काचबिंदू असे म्हणतात. नाजूक दृष्टिचेतेचे तंतू या दाबाने नष्ट होतात. दृष्टिचेतेची हानी ही दृष्टी मंद होण्यास कारणीभूत होते, नेत्रजलाचा दाब हा

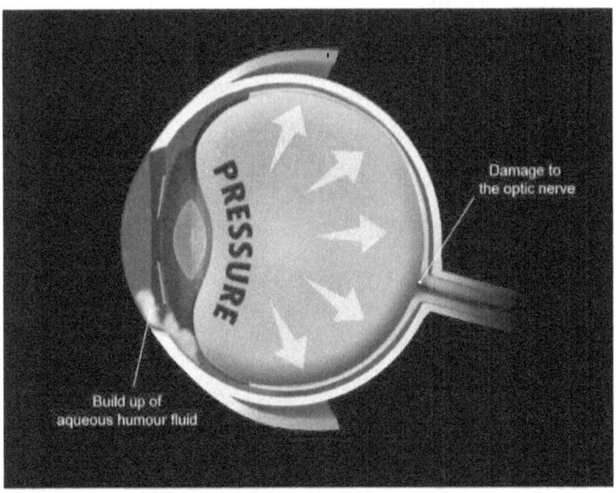

काचबिंदू

साधारणपणे १० ते २१ mm/Hg एवढा असतो. डोळ्यांचा दाब पुढील दोन प्रकारे वाढू शकतो :

- डोळ्यात येणाऱ्या नेत्रजलाचे प्रमाण वाढले तर
- नेत्रजलाच्या बाहेर जाण्याच्या मार्गात अडथळा आला तर

काचबिंदू विकारात मुख्यतः हीच विकृती असते.

लक्षणे

- डोळा दुखू लागतो.
- डोळ्यांना लाली येते.
- डोळ्यातून पाणी येते.
- दिव्याभोवती रंगीत वर्तुळे दिसतात.
- बऱ्याच वेळा कोणतीच लक्षणे दिसत नाहीत.

प्रकार

- Closed-angle Glaucoma : दाब अचानक वाढला तर डोळा प्रचंड प्रमाणात दुखतो, ठणका लागतो, डोके दुखते, क्वचितप्रसंगी उलट्याही होतात.
- Open-angle Glaucoma : हा चोरपावलांनी येऊन नजर कुरतडणारा विकार आहे. याची लक्षणेही वरीलप्रमाणेच दिसतात; पण तीव्र स्वरूपाची नसतात. मात्र, दृष्टीवर अनिष्ट परिणामकारक असतात.
- LTG Low Tension Glaucoma : काही लोकांच्या डोळ्यांचा दाब हा सामान्य पातळीमध्ये असतो. परंतु, तेवढा दाबही त्यांच्या दृष्टिचेतेस सहन होत नाही. डोळ्याच्या इतर तपासणीच्या वेळेस दृष्टिचेतेची तपासणी केली असता, त्यांचा या प्रकारचा काचबिंदू आहे हे लक्षात येते.

कारणे

- **वय :** काचबिंदू हा मुख्यतः प्रौढ वयात होणारा विकार आहे. विशेषतः स्त्रियांमध्ये ४० वर्षांनंतर व पुरुषांमध्ये ४५ वर्षांनंतर याचे प्रमाण जास्त

असते. क्वचित वेळा अगदी लहान बालक, अर्भके यांच्यातही जन्मजात (Congenital Glaucoma) हा विकार आढळतो.

- **आनुवंशिकता :** काचबिंदू हा आनुवंशिक आजार आहे. त्यामुळे ज्यांच्या कुटुंबात काचबिंदूचा रुग्ण आहे, त्यांनी वेळीच सावध राहून वेळोवेळी नेत्रदाब तपासावा.
- निकटदृष्टिता (Myopia) असलेल्यांमध्ये काचबिंदूचे प्रमाण बरेच आहे.
- मधुमेह, रक्तदाब हे विकार असणाऱ्यांमध्ये काचबिंदू बऱ्याचदा आढळतो.
- इतर नेत्रविकारांमुळेही काचबिंदू होऊ शकतो. याला दुय्यम काचबिंदू (Secondary Glaucoma) असे म्हणतात.

दुय्यम प्रकारचा काचबिंदू होण्याची कारणे

- मोतीबिंदू जास्त पिकल्यामुळे
- डोळ्याच्या बाहुलीस सूज आल्यामुळे
- डोळ्यात गाठ (ट्यूमर) झाल्यामुळे
- डोळ्याला मार लागल्यामुळे
- बाहुलीजवळ अडथळा आल्यामुळे (Pupillary Block Glaucoma)
- दीर्घ काळ औषध सेवन केल्यामुळे, स्टिरॉइड्स प्रकारातील औषधे फक्त डोळ्यातच नव्हे, तर कुठल्याही कारणास्तव वापरली तरी काचबिंदू होतो. काचबिंदूचे निदान लवकरात लवकर होणे जरुरीचे असल्यामुळे त्यासाठी विशिष्ट तपासण्या केल्या जातात.
- **दाबमापन :** डोळ्याचा दाब (Intra Ocular Pressure) मोजण्यासाठी वेगवेगळी साधने वापरली जातात. आता कॉम्प्युटराईज्ड ॲप्लानेशन टोनोमेट्री टोनोपेनच्या साहाय्याने तपासणी केली जाते. ही सर्वांत अचूक मापनाची पद्धत आहे. स्क्रीनिंगसाठी नॉन-कॉन्टॅक्ट टोनोमीटर हे जास्त प्रमाणात वापरले जाते.
- **नेत्रपटलाची पाहणी :** काचबिंदूमध्ये डोळ्याच्या वाढलेल्या दाबामुळे दृष्टिचेतेवर (Optic Nerve) खूपच अनिष्ट परिणाम होतो. त्यामुळे दृष्टिचेतेची पाहणी करून त्याच्या दुष्परिणामाचा अंदाज येऊ शकतो.

- गोनिओस्कोपी या तपासणीमध्ये नेत्रजल निचरा होण्याचा मार्ग चिंचोळा आहे की नाही (अँगल बंद आहे की उघडा), हे समजते.
- **दृष्टिक्षेत्राची पाहणी (Perimetry) :** काचबिंदूमध्ये आपल्या दृष्टिक्षेत्राचा संकोच होतो. समोरील वस्तू स्पष्ट दिसत असते; पण त्याच्या क्षेत्रफळाचा परीघ कमीकमी होत जातो, नळीमधून पाहिल्यासारखे दिसते. त्यामुळे सुरुवातीला काहीच त्रास जाणवत नाही आणि त्रास जाणवू लागेपर्यंत खूपच उशीर झालेला असतो. म्हणूनच, दृष्टी योग्य आहे की नाही हे अत्यंत संवेदनक्षम यंत्राद्वारे तपासतात. त्यात अगदी लहानलहान दोषही सापडू शकतात. साहजिकच, प्राथमिक अवस्थेतच रोगनिदान करता येते. या उपकरणास पेरिमीटर असे म्हणतात. SWAP नावाची आणखी एक अतिसंवेदनक्षम तपासणी आहे. साधारणतः पेरीमेट्रीवर निदान होईपर्यंत ३० टक्के दृष्टी कमी झालेली असते.
- ऑप्टिकल कोहरन्स टोमोग्राफी (OCT) ही अत्याधुनिक आणि अतिसंवेदनशील तपासणी आहे. केवळ १० टक्क्यांपेक्षाही कमी दृष्टिनाश होण्याअगोदर या तपासणीने काचबिंदूचे निदान करता येते.

उपचार

'काचबिंदूवर उपचारच नाही' अशी सर्वसामान्य लोकांची अत्यंत चुकीची समजूत आहे. काचबिंदूमध्ये एकदा गेलेली दृष्टी परत येत नाही. यावरील उपचार हे शिल्लक असलेली दृष्टी वाचवण्यासाठी असतात, गेलेल्या दृष्टीसाठी नसतात. म्हणूनच, ते लवकरात लवकर सुरू करायला हवेत.

- **औषधोपचार :** काचबिंदू या विकारावर अत्यंत प्रभावी अशी औषधे आहेत. ही औषधे डोळ्यात घालण्याचे थेंब व गोळ्या या स्वरूपात असतात. क्वचितप्रसंगी शिरेतून इंजेक्शन दिली जातात. त्याचबरोबर नवीन औषधांचाही शोध लागत आहे. शस्त्रक्रिया केली नाही तर ही औषधे कायम घ्यावी लागतात.
- **लेसर उपचार :** लेसर उपचाराने बाहुलीच्या वर व आजूबाजूला छिद्र पाडून नेत्रजलाचा निचरा होण्यास मार्ग तयार केला जातो. याला लेसर आयरिडोटॉमी म्हणतात. बारिक असलेल्या अँगल ऑफ अँटेरियर

चेंबरचा काही भाग मोठा-रुंद केला जातो, त्यास आयरिडोप्लास्टी असे म्हणतात.

- **शस्त्रक्रिया :** डोळ्यातील अतिरिक्त नेत्रजल बाहेर वाहून जावे व डोळ्यांचा दाब नियंत्रणात राहावा यासाठी शस्त्रक्रिया केली जाते.

काचबिंदूच्या रुग्णांनी लक्षात ठेवावयाच्या गोष्टी

- काचबिंदूने गेलेली दृष्टी ही कधीही परत येऊ शकत नाही! यासाठी काचबिंदूचे लवकरात लवकर निदान होणे गरजेचे आहे.
- त्यामुळे ४० वर्षांच्या पुढील प्रत्येक व्यक्तीने दरवर्षी काचबिंदूची तपासणी करून घ्यावी.
- अगदी काहीही लक्षणे नसली तरी काचबिंदू झालेल्या प्रत्येक व्यक्तीने वर्षातून एकदा तरी दृष्टिचेतेची तपासणी करायला हवी.
- मधुमेहाप्रमाणेच काचबिंदूही कधीही बरा होत नाही. तो नियमित तपासण्यांनी आटोक्यात ठेवावा लागतो. सर्व तपासण्या डॉक्टरांच्या सल्ल्याने पुनःपुन्हा कराव्या लागतात.

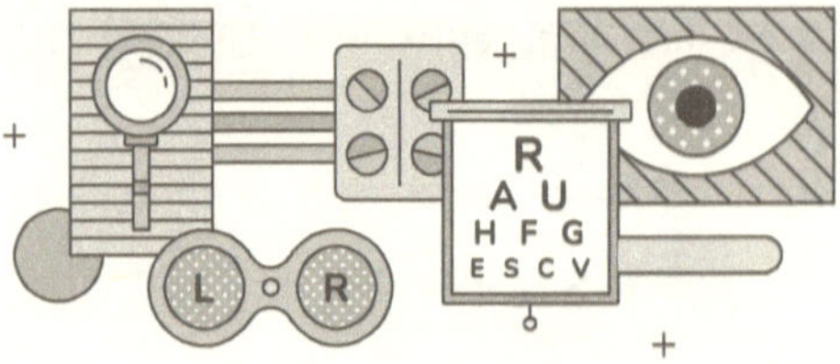

तिरळेपणा (Squint)

तिरळेपणामुळे चेहऱ्याचे सौंदर्य बिघडते. सामान्यतः दोन्ही डोळे एकमेकांना समांतर दिसतात आणि आठ दिशांना फिरतात. डोळ्याच्या बाहेर सहा स्नायू असतात. याशिवाय सुपीरियर ऑब्लिक (वरच्या बाजूने) आणि इन्फिरियर ऑब्लिक (खालच्या बाजूने) हे स्नायू डोळ्याला काहीशा वक्र मार्गाने छेदतात, त्यामुळे डोळा आठ दिशांना फिरू शकतो.

तिरळेपणा म्हणजे काय?

एक डोळा सरळ पाहत असताना दुसरा डोळा त्याला समांतर नसून वक्र/चकणा पाहतो, याला तिरळेपणा असे म्हणतात. तिरळेपणामुळे चेहऱ्याचे सौंदर्य बिघडते. सामान्यतः दोन्ही डोळे एकमेकांना समांतर दिसतात आणि आठ दिशांना फिरतात. डोळ्याच्या बाहेर सहा स्नायू असतात. डोळ्याच्या बाहेरच्या बाजूचा लॅटरल रेक्टस, नाकाच्या बाजूचा मीडियल रेक्टस, वरच्या बाजूचा सुपीरियर रेक्टस आणि खालच्या बाजूचा इन्फिरियर रेक्टस हे स्नायू डोळ्याच्या मागच्या भागात उगम पावतात आणि बुबुळाजवळ काही मिलिमीटर अंतरावर डोळ्याच्या पांढऱ्या भागाला छेदून त्यात लोप पावतात.

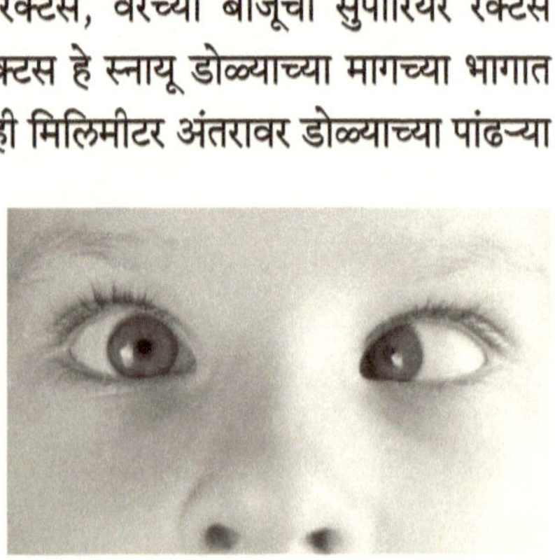

याशिवाय, सुपीरियर ऑब्लिक (वरच्या बाजूने) आणि इन्फिरियर ऑब्लिक (खालच्या बाजूने) हे स्नायू डोळ्याला काहीशा वक्र मार्गाने छेदतात, त्यामुळे डोळा आठ दिशांना

फिरू शकतो. या सर्व स्नायूंना मेंदूकडून मज्जातंतूंद्वारे चेतनेचा पुरवठा होत असतो; शिवाय, विविध रक्तवाहिन्यांद्वारे रक्तपुरवठा होतो.

मसल/स्नायू

यात कुठे बिघाड झाला की स्नायूचे कार्य थांबते. त्यामुळे मसल पॅरालाईज होऊन डोळा तिरळा होतो. या विकाराची तीव्रता डोळ्याची नजर किती आहे, डोळा व मेंदू यांचा समन्वय कसा आहे, यावर अवलंबून असते.

जन्मतः तिरळेपणा असेल तर...

जन्मतः तिरळेपणाचे कारण काय आहे, यावर त्यांचे उपचार अवलंबून आहेत. अर्थात चश्म्याचा नंबर अथवा शस्त्रक्रिया हे उपाय उपलब्ध आहेत. तथापि, हे लक्षात ठेवणे गरजेचे आहे की, सायनॉप्टोफोर या मशीनवर शस्त्रक्रियेच्या आधी आणि नंतर दोन्ही वेळा व्यायाम घ्यावा लागू शकतो.

अजून कोणत्या कारणामुळे तिरळेपणा असू शकतो?

एकाच डोळ्याला चश्म्याचा नंबर अथवा आळशी डोळा असेल तर त्या डोळ्याला तिरळेपणा येऊ शकतो. अशा प्रकारचा तिरळेपणा व्यायामाने दूर करता येतो.

तपासण्या

डोळ्यांच्या बाहुल्या मोठ्या करून मागचा पडदा पाहणे, डोळ्यांच्या स्नायूंची तपासणी करणे, चश्म्याच्या नंबरची तपासणी करणे, डिप्लोपिया चार्टिंग नावाची तपासणी, क्वचितप्रसंगी सीटी स्कॅन अथवा एमआरआयसुद्धा करावा लागू शकतो.

उपाय

- चश्म्याच्या नंबरमुळे आलेला तिरळेपणा असेल तर तो व्यायाम, चश्म्याचा योग्य वापर यामुळे कमी होतो. काही वेळा तिरळेपणासाठी शस्त्रक्रिया करावी लागू शकते.

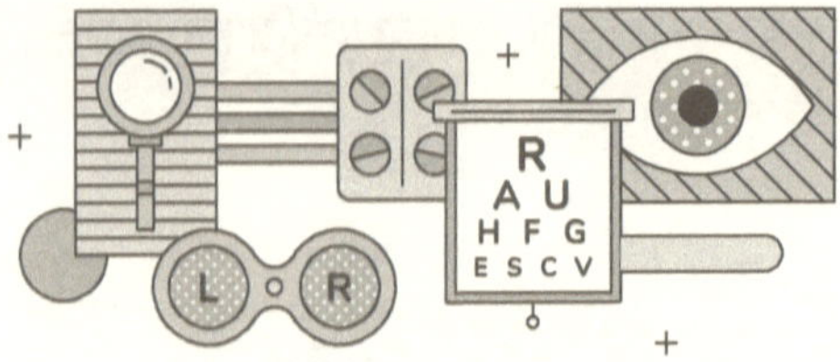

आळशी डोळा (Lazy Eye)

> *डोळ्याला चश्म्याचा नंबर असतो. डोळ्याचा मागचा पडदा, रेटिना पूर्णतः नॉर्मल असतो, तरीदेखील दृष्टी पूर्णपणे सुधारत नाही. डॉक्टरांच्या तक्त्यावरील लहान अक्षरांच्या ओळी पूर्णपणे वाचता येत नाहीत, अशा वेळी 'आळशी डोळा' (लेझी आय) हा विकार असू शकतो.*

तपासण्या

सामान्यतः लहान मुलांमध्ये हा विकार आढळतो. यासाठी सायक्लोप्लेजिक प्रकारचे ड्रॉप टाकून रेटिनोस्कोपी किंवा ऑटो रिफ्रॅक्टोमीटर नावाची विशिष्ट तपासणी केली जाते. डोळ्याला छुपा नंबर असेल तर तपासला जातो. डोळ्याचा मागचा पडदा बघण्यासाठी फंडस ओसीटी नावाची तपासणी केली जाते.

कारणे

या विकाराची अनेक कारणे आहेत : डोळ्यांचा योग्य वापर न करणे, इतरांचा चुकीचा चश्मा वापरणे, एखादा डोळा दीर्घ काळ बंद असणे, आनुवंशिकता, सतत चुकीच्या पद्धतीने वाचन करणे, काही कारणाने वाढीच्या वयात डोळ्यांसमोर अडथळा येणे, दीर्घ काळ चश्म्याचा नंबर असूनदेखील मुद्दाम अथवा अनावधनाने न वापरणे, जन्मतः मोतीबिंदू असणे, डोळ्यांची अपुरी वाढ होणे

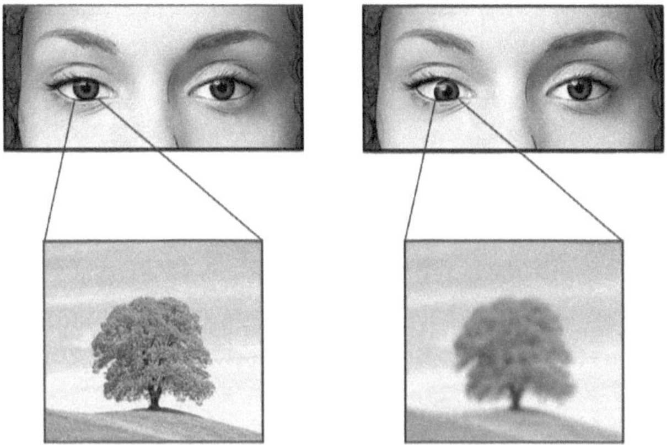

सामान्य डोळे — आळशी डोळा (Lazy Eye)

हा विकार दोन्ही डोळ्यांना होऊ शकतो का?

- हा विकार बहुतांश वेळा एका डोळ्यात असतो, क्वचित तो दोन्ही डोळ्यांनाही होऊ शकतो.

लक्षणे

- डोळा तिरळा असणे
- जवळचे कमी दिसणे
- लांबचे कमी दिसणे
- मान तिरकी करून वाचणे
- चुकीचे वाचणे, अक्षर गाळत वाचणे
- वाचनाबद्दल निरुत्साह असणे

उपाय

सर्वप्रथम डोळ्यांसाठी चश्म्याचा यथायोग्य नंबर वापरणे गरजेचे आहे. दुसरा उपाय म्हणजे, ज्या डोळ्याची दृष्टी कमी आहे त्याला अधिक काम देण्यासाठी दुसरा डोळा दिवसातून काही काळ बंद केला, तर कमी दृष्टी असणाऱ्या डोळ्याला जबरदस्तीने काम करायला लावता येते. त्यामुळे रेटिनामधील पेशी जागृत

होऊन त्या काम करायला सुरुवात होते, तसेच डोळा आणि मेंदू यांचा समन्वय सुधारायला मदत होते.

डोळा कशाने बंद करता येतो?

रबर ऑक्लुडर अथवा कापडी पट्टी लावून डोळा बंद करता येतो. या साधनांचा डोळ्यांशी संपर्क येत नाही. चश्म्याला लावायची ही साधने असल्यामुळे लहान मुलेही ती वापरू शकतात आणि त्याबाबत मुले तक्रारही करत नाहीत.

किती काळ डोळे बंद करावे लागतात?

एक डोळा एका वेळी बंद करावा आणि असे दररोज दोन-तीन-चार तास याप्रमाणे दोन-तीन-चार महिने अथवा डॉक्टर सांगेपर्यंत करावे लागते.

याव्यतिरिक्त काही उपाय आहे का?

सायनॉप्टोफोर नावाच्या मशीनवर उपचार घेता येतात. घरी हाताच्या/पेन्सिलच्या साहाय्याने तसेच व्हिजन थेरपीचे डोळ्यांचे काही व्यायाम घेता येतात.

डोळ्यांचे व्यायाम

सर्वसाधारणपणे डोळे तपासून चश्मा डोळ्यांवर असताना हे व्यायाम सुरू करावे लागतात. यात काही रंगीत फिरणारे दिवे, चालू-बंद होणारे दिवे, हलणारी चित्रे, तीन त्रिमितीय चित्रे दाखवून आळशी डोळ्यांवर उपचार केला जातो. सलग १५ दिवस दिवसातून १५ ते २० मिनिटे असे व्यायाम घ्यावे लागतात. गरज पडली तर वर्षातून दोनदाही घ्यावे लागतात.

कोणत्या वयोगटासाठी हे व्यायाम उपयुक्त आहेत?

पंधरा वर्षे वयापर्यंत हे व्यायाम उपयुक्त आहेत, पण पुढे त्यांच्या उपयुक्ततेची खात्री देता येईलच असे नाही. रेटिनामधील पेशींना चालना देऊन नजर सुधारता आली तर ते कधीही चांगलेच ठरेल.

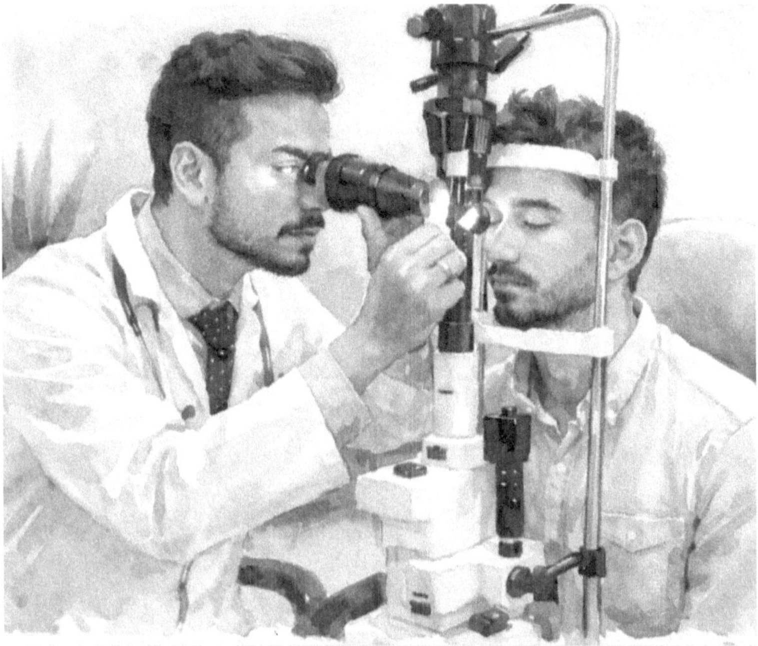

नेत्रविकार व उपचार

नेत्रविकार व उपचार याविषयी नेहमी विचारले जाणारे प्रश्न

दिवाळीमध्ये डोळ्यांची निगा कशी राखावी?

प्रवासात डोळ्यांची काळजी कशी घ्यावी?

डोळ्यांबद्दल समज आणि गैरसमज

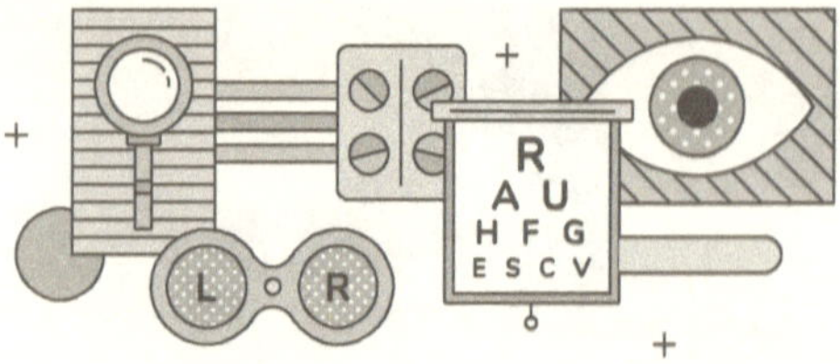

नेत्रविकार व उपचार याविषयी नेहमी विचारले जाणारे प्रश्न

- **डायलेटेड फंडस चेकअप म्हणजे काय?**
  डोळ्यांच्या गोलाकार बाहुल्या सामान्यतः तीन ते सात मिलिमीटर इतक्या आकाराच्या असतात. प्रकाश तीव्र असताना रेटिनाचे संरक्षण होण्यासाठी बाहुल्या लहान होतात, त्यामुळे जास्त प्रकाश आत जाऊन रेटिनाला इजा पोहोचवू शकत नाही; तसेच उजेड कमी असताना डोळ्यांच्या बाहुल्या मोठ्या होतात, म्हणजे त्यांचा व्यास वाढल्यामुळे अंधारात दिसायला मदत होते. सामान्य स्थितीमध्ये डोळ्याच्या मागच्या पडद्याचा भाग तपासायचा तर तो ५० ते ६० टक्के दिसू शकतो. डोळ्यांच्या बाहुल्या मोठ्या केल्यावर त्रिमितीय पद्धतीने वस्तूंना बारकाईने पाहता येते.

- **याकरिता काय करावे लागते?**
  यासाठी डोळ्यांत औषध घालून अर्धा तास वाट बघावी लागते. बाहुल्या मोठ्या झाल्यावर ओसीटी फंडस फोटो, इनडायरेक्ट ऑफ्थॉल्मोस्कोपी, रेटिनोस्कोपी अशा अनेक तपासण्या करता येतात.

- **या औषधाचा परिणाम किती वेळ राहतो?**
  हे औषध एकदा डोळ्यात घातल्यावर त्याचा परिणाम चार ते पाच तास राहतो. या काळात काहीसे धूसर दिसू शकते, उजेडाचा त्रास होऊ शकतो, क्वचित

या औषधाने ॲलर्जी येऊन डोळा लाल होऊ शकतो, पापण्या सुजू शकतात. मात्र, या दुष्परिणामांवरदेखील औषध, उपाययोजना उपलब्ध आहेत.

- **ही तपासणी कोणत्या वयात करणे गरजेची आहे?**
  ही तपासणी कोणत्याही वयात करावी लागू शकते.

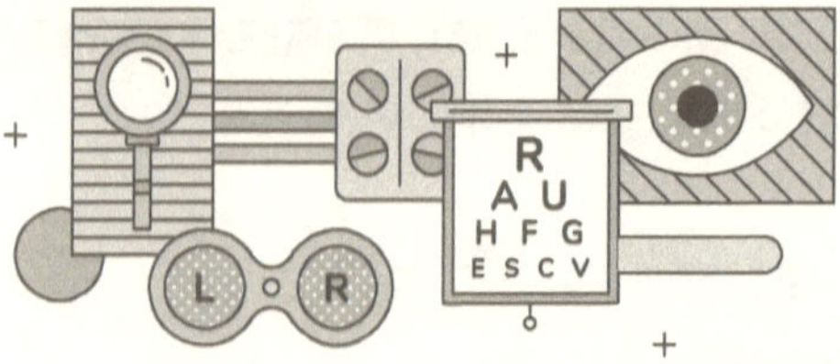

दिवाळीमध्ये डोळ्यांची निगा कशी राखावी?

दिवाळी आली की आपल्या आनंदाला पारावर राहत नाही. लहान मुलं असो वा मोठी माणसं; सर्वांची हीच स्थिती असते. दिवाळी हा प्रकाशाचा सण आहे, त्यामुळे या सणादरम्यान आपले सर्वांगसुंदर डोळे सुरक्षित ठेवायला हवेत.

प्रकाशाचे क्षण बनवा आनंदी!

दिवाळी हा सण आपल्या सर्वांसाठी आनंदाची पर्वणी असते. लहान मुलांना तर खेळण्यासाठी आणि फटाके उडवायला मिळतात म्हणून अतिशय आनंदाचा हा उत्सव असतो.

पण, हे सर्व करत असताना डोळ्यांची काळजी घेणे गरजेचे असते. कारण, आपण जे फटाके उडवतो, त्यामुळे काही लोकांचे डोळे कायमचे निकामी झालेले आहेत. अशा फटाक्यांमुळे सर्वांत जास्त इजा डोळ्यांना होण्याची शक्यता असते. विशिष्ट अंतर ठेवूनच फटाके उडवायला हवेत. हवा असल्यास गॉगलचा वापर करावा.

फक्त रोशणाई करणारे फटाके उडवताना योग्य ती काळजी घेतल्यास डोळ्यांना इजा होणार नाही. एखाद्या वेळी फटाके उडवताना डोळ्याला इजा झाली

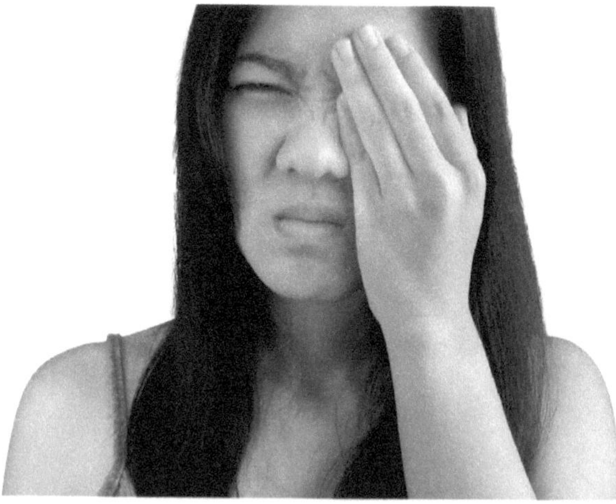

तर डोळे चोळू नयेत. फक्त हळुवारपणे थंड पाणी मारावे आणि लगेच जवळच्या नेत्ररोगतज्ज्ञाकडे जाऊन तपासणी करावी.

फटाक्यांमुळे डोळ्यांना इजा झाल्यास...

- पापणीला सूज येऊ शकते.
- बुबुळाच्या स्तरांना धक्का लागून सूज येऊ शकते.
- वरवरची जखम असेल तर लवकर भरून दृष्टी परत येते.
- गंभीर स्वरूपाच्या जखमेला दीर्घ काळ उपचार आणि तपासण्या कराव्या लागतात. प्रसंगी शस्त्रक्रिया करावी लागू शकते. तरीही, 'Prevention is better than cure'. केव्हाही फटाके उडवताना खबरदारी घेणे आवश्यक आहे.

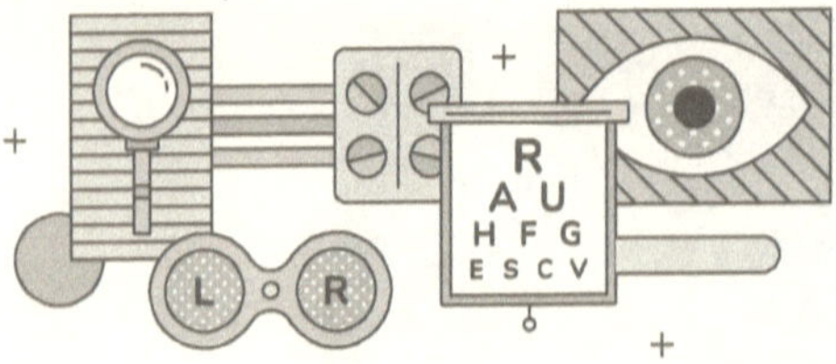

प्रवासात डोळ्यांची काळजी कशी घ्यावी?

प्रवास हा सगळ्यांच्याच आवडीचा विषय आहे. प्रत्येक प्रवासात निसर्गाची वेगळीच अनुभूती मिळते, तसेच नवीन ठिकाणांना भेटी दिल्यामुळे लोकांची मनेही समजतात. पण, हे सर्व करण्यासाठी आपले डोळे कायम उघडे असणे आवश्यक आहे. त्यासाठीच प्रवास करताना डोळ्यांची योग्य ती काळजी घेणे क्रमप्राप्तच आहे. कारण, म्हटलेच आहे की, असेल दृष्टी तर दिसेल सृष्टी!

आपण दैनंदिन जीवनातील सर्व गोष्टी विसरून जाण्यासाठी विरंगुळा म्हणून; तर काही जण कामानिमित्त दररोज जवळचा किंवा दूरचा प्रवास करतात. या प्रवासाच्या वेळी तुम्हांला तुमच्या डोळ्यांची अत्यंत काळजी घेणे गरजेचे असते.

काय करावे?

- बाहेर पडताना गॉगल किंवा चश्मा वापरणे अत्यंत जरुरीचे आहे.
- एकाग्रचित्ताने वाहन चालवताना किंवा सततच्या प्रवासात वाऱ्यामुळे डोळे थकून जातात, डोळे कोरडे पडतात. हा थकवा घालवण्यासाठी किंवा डोळ्यांचा कोरडेपणा कमी करण्यासाठी आय ड्रॉप टाकावा. पुरेशी झोप घ्यावी.

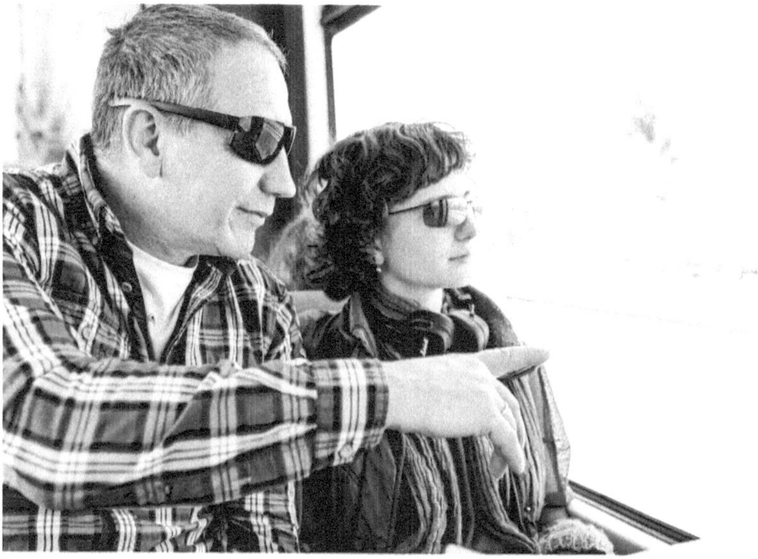

- शक्यतो बसमध्ये किंवा इतर वाहनांमध्ये खिडकीजवळ बसणे टाळावे. जरी बसलात तरी गॉगल किंवा चश्मा वापरावा.
- कधीकधी डोळ्यांत काही कचरा/कण गेल्यास चोळू नये. डोळ्यांवर हलका पाण्याचा हबका मारावा, म्हणजे तो कण निघून जाईल. समजा, तो कण निघून गेला नाही तर जवळच्या डोळ्याच्या दवाखान्यात जाऊन डोळ्यांची तपासणी करावी. डोळे धुण्याचा कप (Eye wash cup)ने डोळा धुता येईल.
- बर्फाळ प्रदेशात जाताना डोळ्यांना संरक्षण देणारा पोलराईज्ड गॉगल वापरावा.

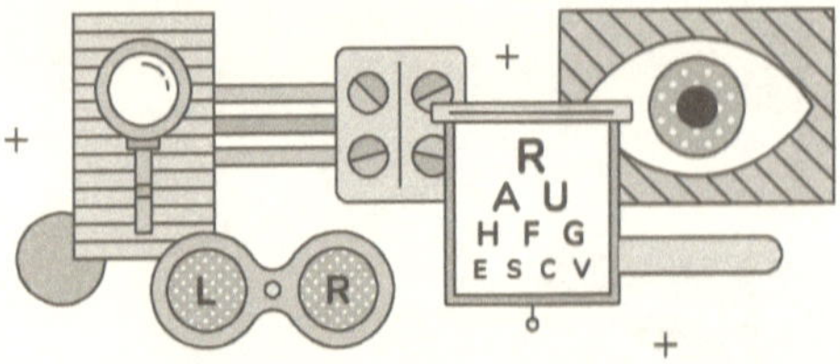

डोळ्यांबद्दल समज आणि गैरसमज

डोळ्यांबद्दल अनेक गैरसमज आपल्या समाजात खोलवर रुजलेले आहेत आणि त्यामुळे योग्य काळजी घेण्याकडे अनेकदा दुर्लक्ष होते.

- सर्वांत सामान्य समज म्हणजे जास्त वाचन किंवा स्क्रीनकडे पाहिल्याने नंबर 'वाढतो'; प्रत्यक्षात डोळ्यांना थकवा येऊ शकतो, परंतु त्यामुळे नंबर वाढत नाही.
- अंधारात वाचन केल्याने डोळे खराब होतात हीही चुकीची धारणा आहे—अंधारात वाचनाने केवळ तात्पुरता ताण येतो.
- काही लोकांना वाटते की चष्मा लावल्याने नंबर वाढतो, परंतु चष्मा न घातल्याने डोळ्यांना जास्त ताण येतो आणि त्यामुळे त्रास वाढू शकतो.
- डोळे 'घासल्याने' स्वच्छ होतात हा समजही अत्यंत चुकीचा आहे; यामुळे कॉर्नियाला इजा होऊ शकते.
- वृद्धापकाळात येणारा मोतीबिंदू डोळ्याला पाणी लागल्याने होतो, पण तो प्रत्यक्षात नैसर्गिक वयपरत्वे होणारा बदल आहे आणि ऑपरेशनशिवाय जात नाही.
- आयड्रॉप्सने नंबर कमी होतो किंवा घरगुती उपायांनी दृष्टिदोष निघून जातो हेही वास्तवापासून दूर आहे. डोळ्यांचे आरोग्य टिकवण्यासाठी नियमित तपासणी, संतुलित आहार, स्क्रीन वापरताना 20-20-20 नियम आणि डॉक्टरांचा सल्ला पाळणे अधिक महत्त्वाचे आहे. अशा गैरसमजांपासून मुक्त झाल्यास आपण डोळ्यांचे आरोग्य अधिक प्रभावीपणे जपू शकतो.
- चष्म्याचा नंबर एकदा आला की परत कमी होतो का?
- चष्म्याचा नंबर लागल्यानंतर तो परत 'नॉर्मल' होईल का हा प्रश्न अनेकांना पडतो. याबाबत सर्वप्रथम समजून घेण्यासारखी गोष्ट म्हणजे दृष्टीदोष दोन

प्रकारचे असू शकतात—जन्मजात किंवा वयामुळे होणारे बदल, आणि जीवनशैलीमुळे वाढणारा ताण. बहुतांश वेळा मायोपिया (दूर नीट न दिसणे) किंवा हायपरमेट्रोपिया (जवळ नीट न दिसणे) हे डोळ्यांच्या आकारातील नैसर्गिक बदलांमुळे निर्माण होतात. अशा स्थितीत चष्म्याचा नंबर स्वतःहून कमी होणे किंवा पूर्णपणे नाहीसा होणे साधारणपणे शक्य नसते.

- तथापि, नंबर वाढण्याचा वेग योग्य सवयींनी नियंत्रित करता येतो. लहान मुलांमध्ये स्क्रीन टाइम कमी ठेवणे, दिवसातून काही वेळ बाहेर नैसर्गिक प्रकाशात घालवणे, योग्य अंतरावरून वाचन करणे आणि डोळ्यांची नियमित तपासणी करणे यामुळे नंबर वाढणे मंदावू शकते. प्रौढांमध्येही स्क्रीनमुळे येणारा ताण कमी केल्यास धूसर दिसणे किंवा डोळे दुखणे यांसारखे त्रास कमी होतात, पण नंबर मात्र सामान्यतः पूर्ववत होत नाही.
- वयामुळे येणारा Presbyopia (जवळचा नंबर) हा नैसर्गिक बदल आहे आणि तोही उलटत नाही. काही प्रकरणांमध्ये लेसर उपचार किंवा इतर वैद्यकीय उपायांनी नंबर कमी करता येतो, पण हे निर्णय नेहमी तज्ज्ञ डॉक्टरांच्या मूल्यांकनावर आधारित असावेत.
- वयाच्या साठीतही तिरळेपणावरील शस्त्रक्रिया यशस्वी होऊ शकते का?
- ते डोळ्याची नजर किती आहे व डोळा आणि मेंदू यांचा समन्वय कसा आहे, यावर अवलंबून असते.

डोळ्यांचे व्यायाम आणि विश्रांतीच्या सवयी

आजच्या धावपळीच्या आणि डिजिटल उपकरणांनी व्यापलेल्या जीवनशैलीत डोळ्यांना येणारा ताण वाढत चालला आहे. त्यामुळे डोळ्यांचे आरोग्य टिकवण्यासाठी डोळ्यांचे व्यायाम आणि योग्य विश्रांतीच्या सवयी यांचे महत्त्व अधिकच वाढले आहे. सतत स्क्रीनकडे पाहिल्याने डोळ्यांचे स्नायू ताणले जातात, ओलावा कमी होतो आणि थकवा जाणवतो. अशावेळी काही सोपे व्यायाम आणि विश्रांती तंत्रे अत्यंत उपयुक्त ठरतात.

- डोळ्यांना नैसर्गिक विश्रांती देण्यासाठी पामिंग हा सर्वांत सोपा आणि प्रभावी व्यायाम मानला जातो. यासाठी दोन्ही तळव्यांना हलकेसे गरम करून डोळ्यांवर काही क्षण ठेवावे. यामुळे स्नायूंना ऊब मिळून ताण दूर होतो. त्याचप्रमाणे

वर-खाली, डावीकडे-उजवीकडे आणि गोलाकार डोळे फिरवण्याचे व्यायाम स्नायूंची हालचाल सुधारतात. जवळील व दूरच्या वस्तूंवर आलटून-पालटून लक्ष केंद्रित करणे हा फोकस बदलण्याचा व्यायामही अत्यंत लाभदायक आहे.

- विश्रांतीच्या सवयींमध्ये 20-20-20 नियम विशेष महत्त्वाचा आहे— दर वीस मिनिटांनी वीस फूट दूर पाहणे आणि वीस सेकंद डोळ्यांना विश्रांती देणे. पुरेशी झोप, कामाच्या जागेतील योग्य प्रकाश, तसेच स्क्रीनपासून योग्य अंतर ठेवणे हेही तितकेच आवश्यक.

नियमित व्यायाम आणि विश्रांतीची शिस्त अंगीकारल्यास डोळ्यांचा थकवा कमी होतो आणि दृष्टी आरोग्य अधिक सक्षम राहते. अशी काळजी घेतल्यास आधुनिक जीवनशैलीतही डोळे निरोगी ठेवणे पूर्णपणे शक्य आहे.

डोळ्यांच्या आरोग्यासाठी पोषक आहार

डोळ्यांचे आरोग्य टिकवण्यासाठी योग्य आणि संतुलित आहार अत्यंत महत्त्वाचा मानला जातो. आपल्या दैनंदिन आहारात काही विशिष्ट अन्नघटकांचा समावेश केल्यास डोळ्यांचे कार्य सुधारते आणि भविष्यात उद्भवणाऱ्या विविध समस्या टाळता येतात. हिरव्या पालेभाज्या जसे की पालक, मेथी, कोथिंबीर आणि केळ हे ल्यूटीन आणि झिएँझँथिन या महत्त्वाच्या प्रतिऑक्सिडंट्सचे उत्तम स्रोत आहेत. हे घटक रेटिनाचे संरक्षण करून दृष्टी तजेलदार ठेवण्यास मदत करतात. गाजर, रताळे, भोपळा यांसारख्या पिवळ्या-नारिंगी भाज्यांमध्ये विपुल प्रमाणात 'बिटा कॅरोटीन' असते, जे शरीरात व्हिटॅमिन ए मध्ये रूपांतरित होऊन रातांधळेपणा टाळते. सॅल्मन, सार्डिन, मॅकरेल यांसारख्या माशांमधील ओमेगा-3 फॅटी ॲसिड्स डोळ्यांना ओलावा देऊन कोरडेपणा कमी करतात. दिवसभर भरपूर पाणी पिणे, जास्त तळलेले पदार्थ टाळणे आणि बाहेर जाताना सुर्यकिरणांपासून डोळ्यांचे संरक्षण करणे हेही तेवढेच महत्त्वाचे आहे.

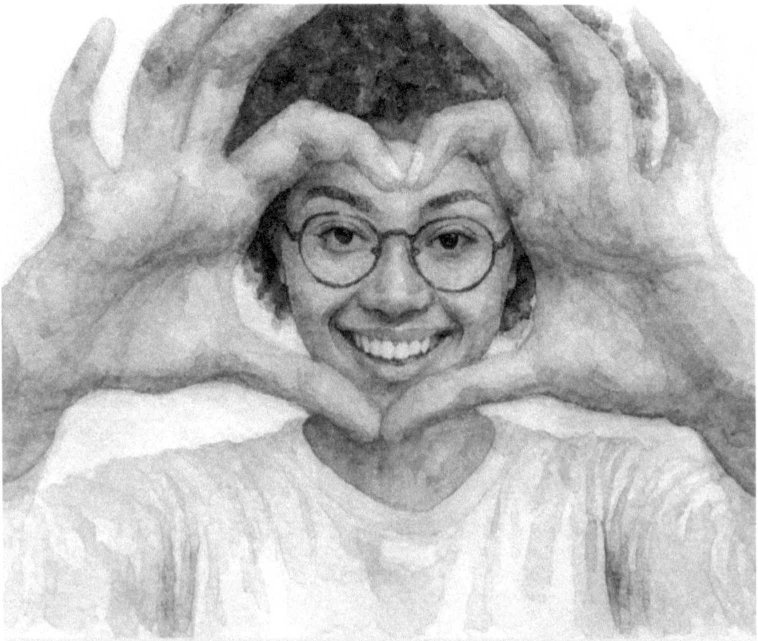

नेत्रदान

नेत्रदान श्रेष्ठदान

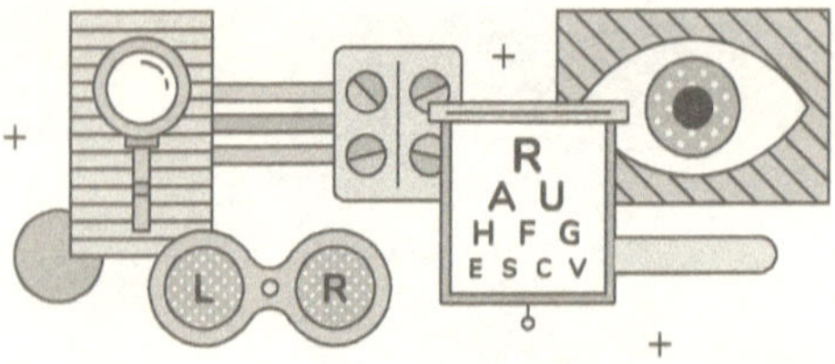

नेत्रदान श्रेष्ठदान

भारतात अनेक कारणांमुळे अंधत्व येण्याचे प्रमाण सातत्याने वाढतच आहे. अकाली अंधत्व आल्याने किंवा जन्मतः अंधत्व असल्याने हे जग आपल्या डोळ्यांनी बघण्याची, अनुभवण्याची संधी अनेकांना मिळत नाही. मात्र, मरणोत्तर नेत्रदान करून आपण त्यांना ही संधी देऊ शकतो.

मरावे परी नेत्ररूपी उरावे!

जगात किंवा अगदी भारतातदेखील अंधत्व वाढतच आहे. त्यासाठीची कारणे अनेक आहेत. मात्र, अशा अंधत्वावर ठोस उपाय उपलब्ध नसल्याने श्रीमंत असो वा गरीब; अनेकांना आपले आयुष्य अंधकारमय जगावे लागते. पण, त्यावर नेत्रदान हा उपाय सर्वत्र प्रभावी ठरत आहे. यासाठी जागरूकता येण्याची आवश्यकता असली तरी अनेक जागरूक नागरिकांना ही प्रक्रिया माहीत नसल्याने नेत्रदानामध्ये अडचणींचा सामना करावा लागतो.

नेत्रदान म्हणजे काय?

मृत व्यक्तीचे डोळे मृत्यूनंतर नेत्रपेढीला दान करणे म्हणजे नेत्रदान होय. नेत्रदान हे मृत्यूपूर्वी करता येत नाही. मृत्यूनंतर साधारण सहा तासांच्या आत डोळ्यातील कॉर्निया काढल्यास त्याचा इतरांना उपयोग होऊ शकतो. नेत्रपेढीचे तज्ज्ञ मृत व्यक्तीच्या घरून किंवा हॉस्पिटलमधून कॉर्निया काढून नेतात. त्यासाठीचा खर्च रुग्णांच्या नातेवाइकांना द्यावा लागत नाही.

नेत्रदानाची प्रक्रिया

सज्ञान व्यक्ती नेत्रदान करण्याविषयी प्रतिज्ञापत्र भरू शकते. एकदा नेत्रपेढीमध्ये फॉर्म भरला की कोणत्याही नेत्रपेढीत नेत्रदान करता येते. नेत्रदान करताना जवळच्या दोन व्यक्तींच्या सह्या आणि मृत्यूच्या कारणाचे प्रमाणपत्र नेत्रपेढीला देणे गरजेचे असते. कोणत्याही वयाच्या व्यक्तीला डोळ्याच्या शस्त्रक्रियेनंतरसुद्धा नेत्रदान करता येते. चश्म्याच्या नंबर आहे म्हणून नेत्रदानात कोणताही अडथळा येत नाही. अपघाती मृत्यूमध्ये डोळे शाबूत असतील तर नेत्रदान करता येते. लहान (अज्ञान) वयात मृत्यू झाल्यास पालकांच्या संमतीने नेत्रदान करता येते.

जिवंतपणी कोणत्याही कारणास्तव नेत्रदान करता येत नाही. फक्त संमतिपत्र स्वीकारले जाते. नेत्रदान केल्यानंतर ते कोणाला रोपण केले, ही माहिती देणे नेत्रपेढीला बंधनकारक नाही, ही माहिती गुप्त ठेवली जाते.

मृत्यू झाल्यापासून सहा तासांच्या आत डोळा काढणे आवश्यक असते. त्यासाठी नेत्रपेढीस लवकरात लवकर संपर्क साधणे गरजेचे असते. नेत्रतज्ज्ञांकडून डोळा काढेपर्यंत डोळ्यांच्या पापण्या बंद कराव्यात. गरम हवेच्या प्रदेशात उन्हाळ्यात बंद डोळ्यांवर भिजलेला कापूस किंवा ओल्या कापडाच्या घड्या ठेवाव्यात.

नेत्रदान घेण्यासाठी नेत्रतज्ज्ञांना वीस मिनिटे ते पाऊण तास एवढा वेळ लागतो. त्यासाठी वेगळी औषधे किंवा खर्च नेत्रदान करणाऱ्या व्यक्तीच्या नातेवाइकांना द्यावा लागत नाही. नेत्रदान केल्यानंतर चेहरा विद्रूप दिसत नाही. डोळे बंद केल्यावर जसा दिसतो तसाच नेत्रदान केल्यावर चेहरा दिसतो.

नेत्रदान कसे करावे?

- नेत्रदान संमतिपत्र भरावे.
- ओळखपत्र सोबत ठेवावे.
- मृत व्यक्तीच्या नातेवाइकांच्या संमतीने नेत्रदान करता येते.

नेत्रदान कोण करू शकतो?

- सामान्य नेत्र असलेल्या व्यक्ती
- चश्मा असलेले, मधुमेह आणि उच्च रक्तदाब असलेल्या व्यक्तीही नेत्रदान करू शकतात.

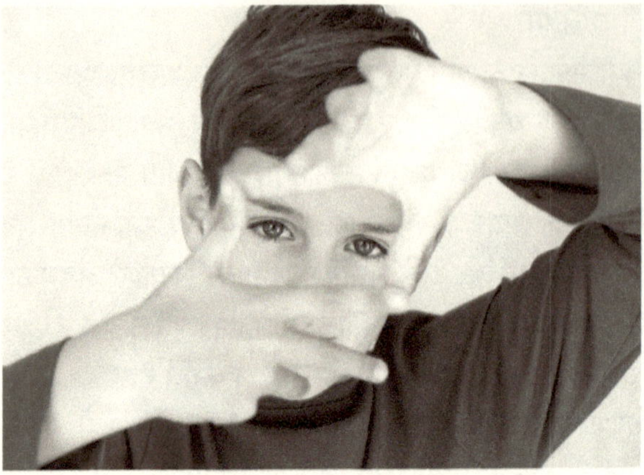

- कॉर्निया स्वच्छ आणि निरोगी असणे आवश्यक आहे.
- एड्स, कावीळ ब किंवा क, सिफिलीस, स्वाईन फ्लू, रक्ताचा कर्करोग आदी आजार न झालेल्या व्यक्ती

घरात एखाद्या व्यक्तीचा मृत्यू होऊन त्याचे नेत्रदान करायचे असेल तर मृत्यूनंतर तत्काळ रुग्णालयास कळवावे. पंखा बंद करावा; मृत व्यक्तीचे डोळे बंद करून त्यावर पाण्याची पट्टी ठेवावी; तत्काळ नेत्रपेढीशी संपर्क साधावा.

नेत्ररोपण म्हणजे काय?

सर्वांत जास्त यश मिळणारी शस्त्रक्रिया म्हणून याकडे पाहिले जाते. ही शस्त्रक्रिया केल्यावर गेलेली दृष्टी परत येऊ शकते. यासाठी मृत्यूनंतर नेत्रदान केलेल्या डोळ्यांच्या साहाय्याने प्रत्यारोपण केले जाते. फक्त नेत्रपटलाचे रोपण करता येते.

नेत्रपटल अंधत्वाची किंवा कॉर्नियल अंधत्वाची कारणे

- रोग संक्रमण किंवा जंतुसंसर्ग
- डोळ्याला झालेली जखम किंवा इजा
- कुपोषण किंवा जीवनसत्त्वाची कमतरता
- जन्मतः येणारे अंधत्व
- रसायनामुळे होणारी इजा

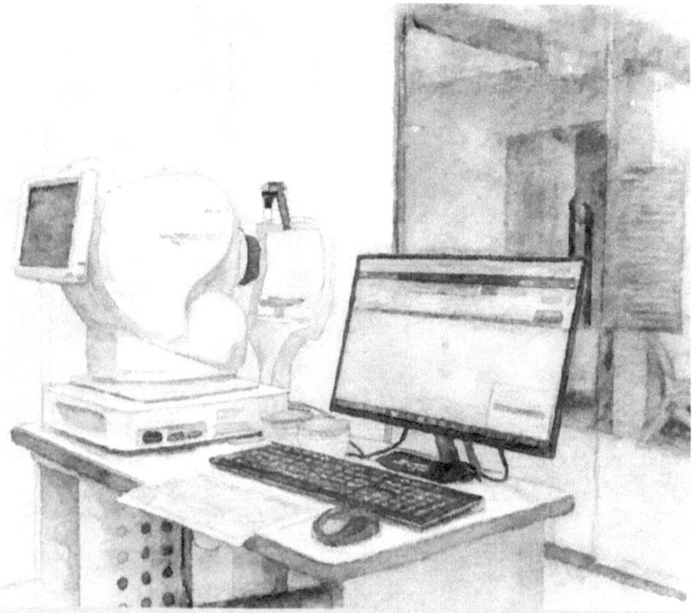

नेत्र तपासणीसाठी उपयुक्त उपकरणे

उपकरणांची माहिती

डॉ. दुधभाते नेत्रालय व रेटिना सेंटर

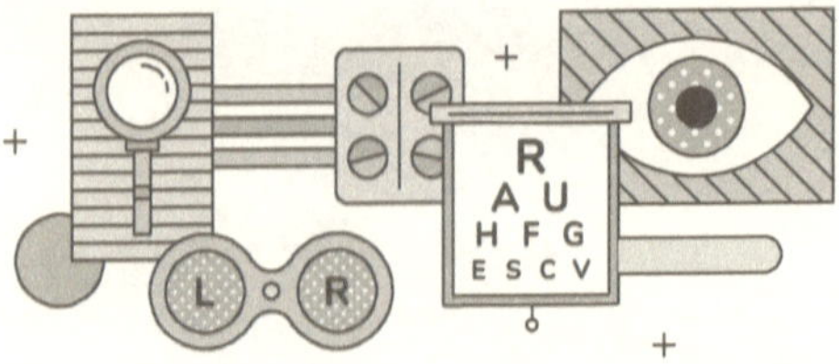

उपकरणांची माहिती

ओसीटी (Optical Coherence Tomography)

- ओसीटी ही रेटिनाची/नेत्रपटलाची तपासणी आहे.
- वृद्ध, लहान मुले अथवा सर्व वयोगटांतील नेत्रपटलाची नैसर्गिक रचना व त्याचे कार्य यांचा आढावा घेण्यासाठी ही तपासणी केली जाते.
- खूपच कमी वेळात होणारी ही तपासणी आहे.
- रेटिनाच्या थरांची जाडी, डोळ्यांची मेंदूला जोडणारी नस यांची योग्य तपासणी करून फोटो काढला जातो. त्यामुळे सुस्पष्ट प्रतिमा मिळाल्याने डोळ्यांच्या अनेक रोगांचे व दोषांचे निदान करणे सोपे होते.

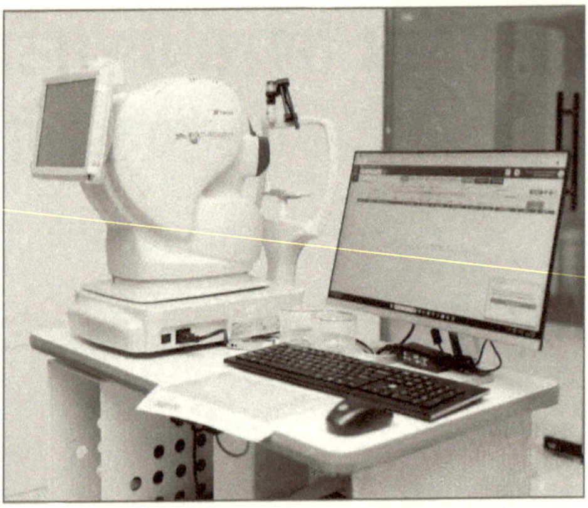

- ॲण्टेरियर ओसीटी म्हणजे बुबुळाची तपासणी.
- ओसीटी अथवा फंडस फोटो ही तपासणी खूप जाड भिंगाचा मायनस नंबर असलेल्या रुग्णांनी अथवा उच्च रक्तदाब/मधुमेह/रातांधळेपणा/काचबिंदू असलेल्या रुग्णांनी सहा महिन्यांतून एकदा किंवा निदान वर्षातून एकदा करावी.

ऑप्टिकल बायोमेट्री (Optical Biometry)

- मोतीबिंदू शस्त्रक्रियेआधी नियोजित भिंगाची पॉवर काढण्यासाठी या मशीनचा उपयोग होतो.

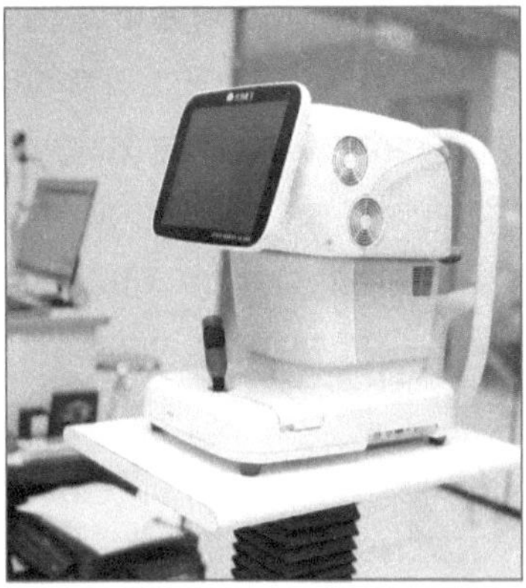

- तसेच बुबुळाची जाडी म्हणजे पॅकीमेट्री डोळ्यांच्या या तपासणीसाठी याचा उपयोग होतो. डोळ्यांच्या विविध भागांचे मापन केले जाऊन (जसे, बुबुळाची वक्रता, नैसर्गिक भिंगाची जाडी, डोळ्याचा व्यास इत्यादी) अतिशय कमी वेळात नवीन भिंगाच्या पॉवरचे मापन केले जाते.

पेरीमेट्री (Perimetry)

- ही तपासणी दृष्टिक्षेत्राची व्याप्ती बघण्यासाठी केली जाते.
- दृश्य अथवा छुप्या प्रमाणात असलेल्या काचबिंदू विकारात दृष्टीवर झालेला परिणाम तपासणे सोपे होते.

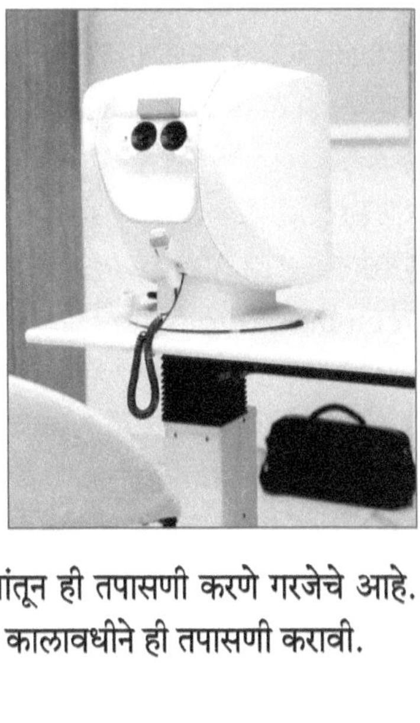

- मेंदूच्या काही विकारांत होणारी दृष्टीची हानी, तसेच काही तीव्र औषधांचा दुष्परिणाम होऊन दृष्टिदोष निर्माण झाला असेल तर या तपासणीद्वारे निदान करणे सोपे होते.
- सर्व वयोगटासाठी ही तपासणी उपयुक्त आहे.
- अत्यल्प वेळात होणारी ही तपासणी फार खर्चीक नसते; पण उपयुक्त निश्चितच असते. ज्यांना आधीच असे त्रास आहेत, त्यांनी सहा महिन्यांतून ही तपासणी करणे गरजेचे आहे. बाकीच्यांनी एक अथवा दोन वर्षांच्या कालावधीने ही तपासणी करावी.

कॉर्नियल टोपोग्राफी (Corneal Topography)

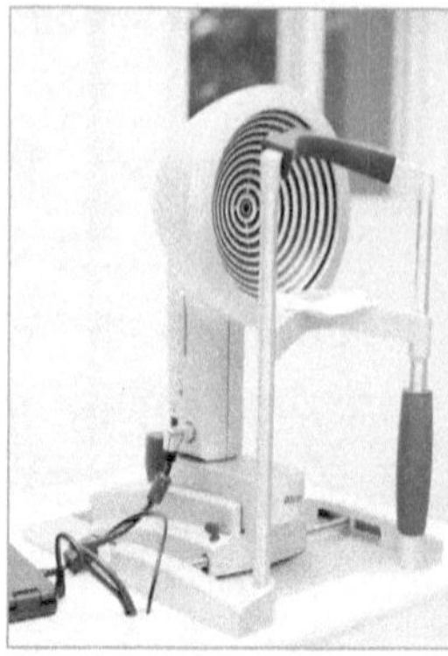

ही बुबुळाची सविस्तर तपासणी आहे. कॉन्टॅक्ट लेन्सचा वापर करण्याआधी लेसिक शस्त्रक्रिया करायची इच्छा असलेल्या, काचबिंदू असलेल्या, केरॅटोकोनस (वाकडेतिकडे वक्र बुबूळ) असलेल्या रुग्णांना बुबुळाची जाडी तपासण्यासाठी बुबुळाच्या पुढील आणि मागील पृष्ठभागाची तपासणी करायची असेल तेव्हा टोपोग्राफी करण्याचा सल्ला दिला जातो.

याच मशीनमध्ये मिबोग्राफी नावाच्या तपासणीत पापण्यांच्या ग्रंथींची तपासणी केली जाते आणि टीबीयुटी तपासणीत अश्रूंच्या थरांची सविस्तर तपासणी होते, यामुळे कोरड्या डोळ्यांच्या समस्येचे निदान करणे सोपे होते. तसेच प्युपिलोग्राफी टेस्ट (Pupillography Test) मध्ये डोळ्यांच्या बाहुलीचे मापन होते. केरॅटोकोनस असलेल्या रुग्णांनी ही तपासणी वर्षातून एकदा करणे अनिवार्य आहे. ज्यांचा चश्म्याचा नंबर वारंवार वाढतो, काचबिंदू असलेल्या रुग्णांसाठी ग्लॅकोमा टोपो करून डोळ्यांच्या आतील कोनाचे मापन केले जाते; या रुग्णांनीदेखील वर्षातून एकदा ही तपासणी करावी. सर्व वयोगटांसाठी ही तपासणी उपयुक्त असून ती अत्यल्प वेळेत होते. मोतीबिंदूपूर्वी क्वचित ही तपासणी सांगितली जाऊ शकते.

एनसीटी

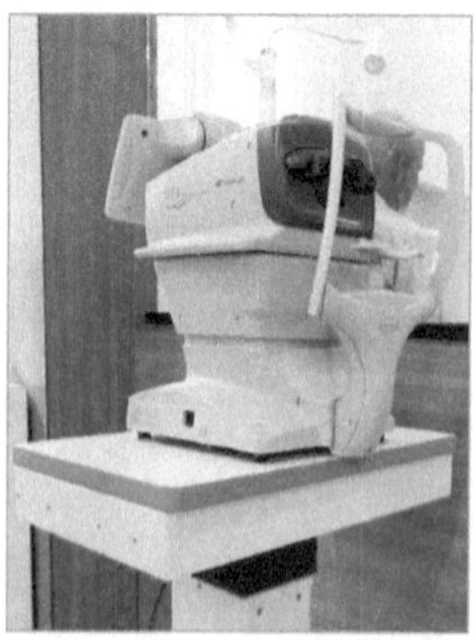

एनसीटी म्हणजे नॉन-कॉन्टॅक्ट टोनोमीटर (Non -contact Tonometer)

- हे डोळ्याचे प्रेशर म्हणजे इंट्रा ऑक्युलर प्रेशर (डोळ्याचा आतील दाब) मोजण्याचे मशीन आहे. हा दाब वाढला तर काचबिंदूसारखे विकार होतात आणि दृष्टिदोष निर्माण होतो.
- मशीन डोळ्याला स्पर्श करत नसल्याने आबालवृद्धांकरिता हे यंत्र वापरणे सोयीचे जाते.

- यात डोळ्यावर/बुबुळावर हवेचा झोत सोडला जातो आणि मापन होते.

लेन्सोमीटर (Lensometer)

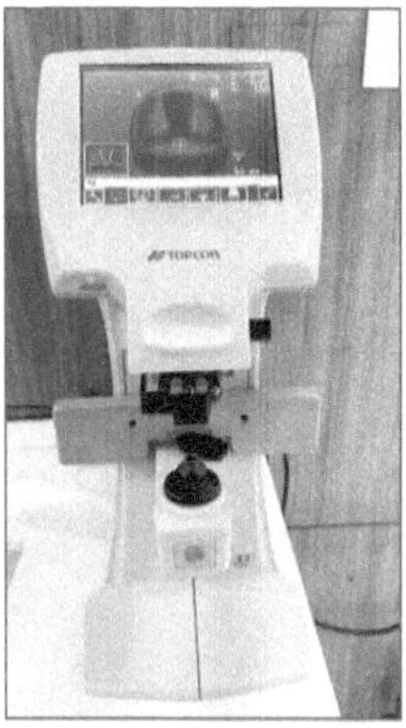

- चश्म्याचा/चश्म्यातील काचेचा नंबर तपासण्यासाठी या यंत्राचा वापर होतो.
- हे मशीन स्वयंचलित असून काही सेकंदात काचेचा नंबर मिळतो. त्यामुळे डोळे तपासताना, नवीन चश्मा बनवताना या यंत्राचा वापर होतो. प्रोग्रेसिव्ह लेन्स बनवताना काचेच्या मापनासाठी याचा चांगला उपयोग होतो.

स्लिट लॅम्प (Slit Lamp)

- प्रकाशाचे विविध आकार डोळ्यात टाकून डोळ्याच्या विविध भागांचे सूक्ष्म अवलोकन या यंत्रामुळे शक्य होते.

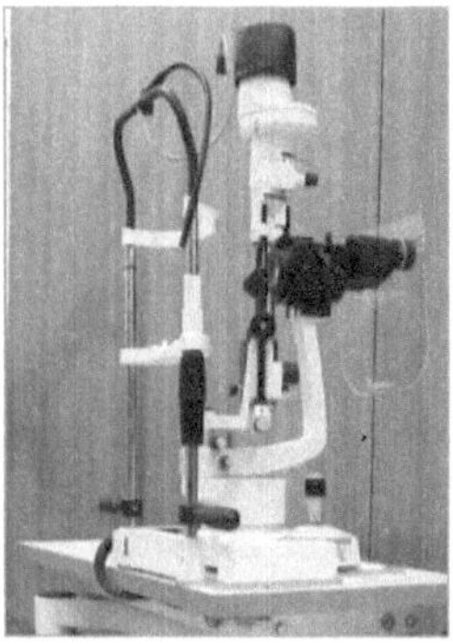

- डोळ्याच्या पुढील भागात जाणारे कचऱ्याचे कण (फॉरीन बॉडीज)/बुबुळाच्या स्तरांची तपासणी, आयरिस या रंगीत चकतीची तपासणी, मोतीबिंदू, काचबिंदू, पापणीचे विकार अशा विविध आजारांमध्ये या मशीनचा उपयोग होतो. या मशीनला काही नवीन छोटी उपकरणे जोडून इतर तपासण्या करता येतात. जसे, अॅप्लानेशन टोनोमीटर, 90 डी लेन्स.

सायनॉप्टोफोर

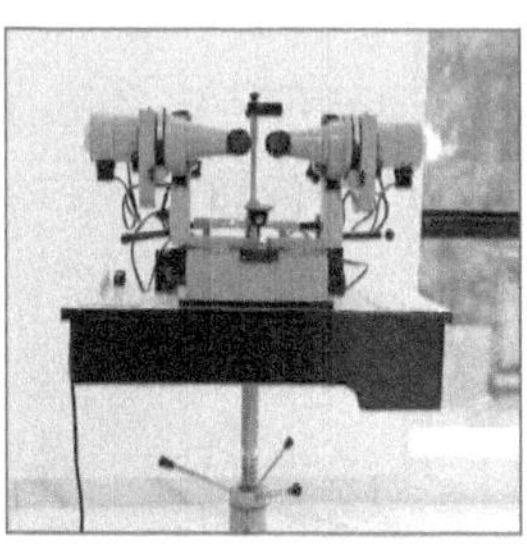

- हे डोळ्याच्या आणि मेंदूच्या समन्वयाचे मापन करणारे मशीन आहे. यावर आळशी डोळ्याला व्यायाम देऊन नजर सुधारणे शक्य होते. बहुतांश वेळा लहान मुलांसाठी हे मशीन उपयुक्त ठरते.

- डोळ्याच्या काही कमकुवत स्नायूंना व्यायाम देण्याचे काम या मशीनद्वारे केले जाते.
- तिरळेपणाच्या चाचण्या आणि त्याचे योग्य मापन तसेच निदान करणे शक्य होते.

ऑटो रिफ्रॅक्टोमीटर (Auto Refractometer)

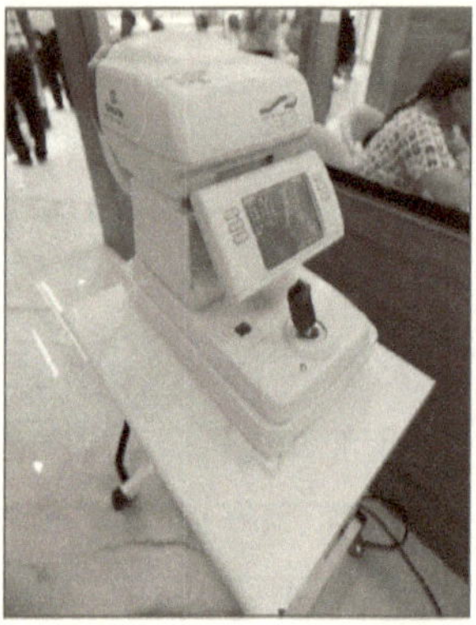

- ऑटो रिफ्रॅक्टोमीटर म्हणजेच कॉम्प्युटराइज्ड आय चेक अप.
- या मशीनद्वारे डोळे तपासल्यास ९९ टक्के योग्य नंबरची खात्री असते.
- लहान मुले, अशिक्षित लोक, डॉक्टरांना व्यवस्थित उत्तर न देऊ शकणारे, ग्रामीण भागात, मोतीबिंदू असताना अशा परिस्थितीमध्ये हे मशीन उपयुक्त आहे.
- या मशीनमध्ये कॅरेटोमीटरही जोडलेले असते, त्यामुळे बुबुळाच्या वक्रतेचे मापन करता येते.

याग लेसर मशीन (Yag Laser Machine)

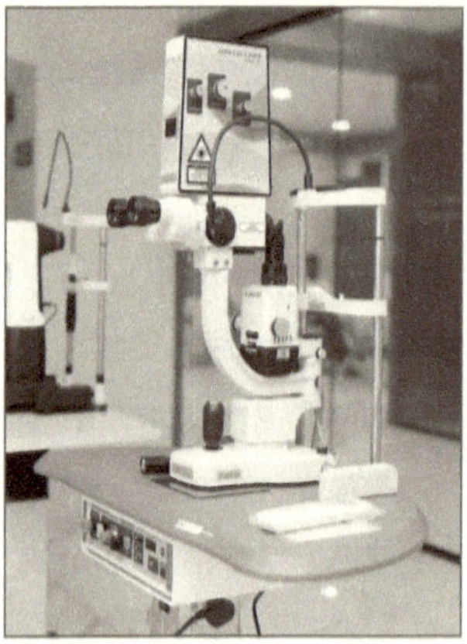

- मोतीबिंदू शस्त्रक्रियेदरम्यान डोळ्यात घातलेल्या भिंगामागे काही कालावधीनंतर साय अथवा धुरकट पडदा येऊ शकतो. तो लेसर प्रकाशकिरणांद्वारे स्वच्छ करण्यासाठी या मशीनचा वापर होतो.
- काचबिंदूच्या काही प्रकारात पेरिफेरल आयरिडेक्टोमी करण्यासाठी या मशीनचा वापर होतो.
- हे उपचार खर्चीक नसतात.

इनडायरेक्ट ऑफथॅल्मोस्कोपी (Indirect Ophthalmoscope)

- दृष्टिपटलाची म्हणजेच रेटिनाची सविस्तर तपासणी करण्याकरिता हे मशीन वापरले जाते.

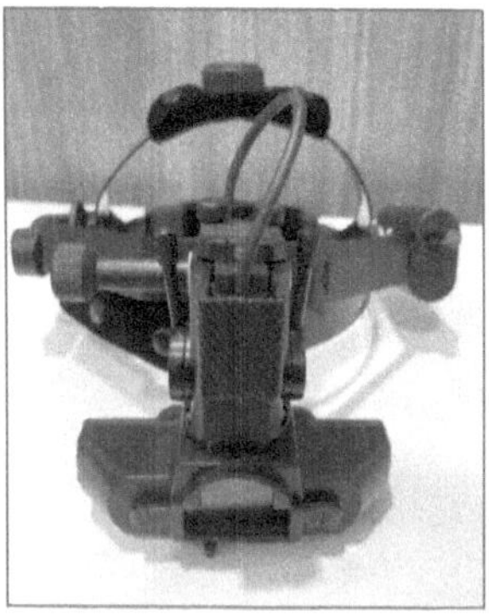

- खूप जाड भिंगाचा चश्म्याचा नंबर असणारे, अनियंत्रित मधुमेह, उच्च रक्तदाब असणारे रुग्ण, रातांधळेपणा अशा डोळ्यांच्या अनेक आजारांची योग्य तपासणी आणि निदान याकरिता हे मशीन वापरले जाते.
- ही तपासणी करण्यापूर्वी डोळ्यांच्या बाहुल्या औषध टाकून मोठ्या करणे आवश्यक आहे.

आय लाईट मशीन

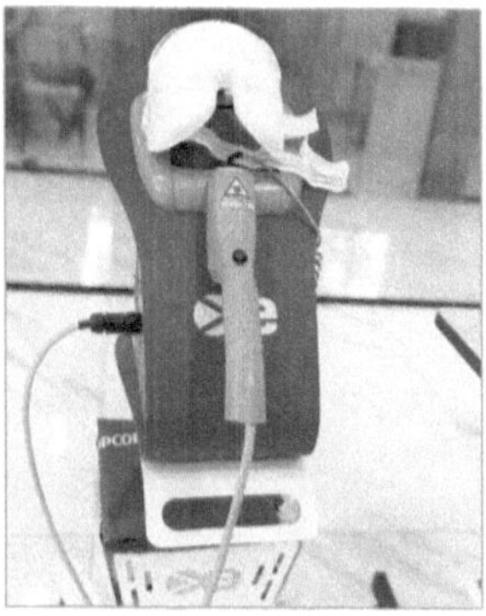

- ही लेसर थर्मल थेरपी आहे. डोळ्याच्या पापण्यांच्या ग्रंथींचे कार्य सुधारून कोरडेपणा कमी व्हावा आणि अश्रूंचे प्रमाण आणि दर्जा सुधारावा यासाठी ही उपचारपद्धती उपयुक्त आहे.

अल्कॉन फेको मशीन

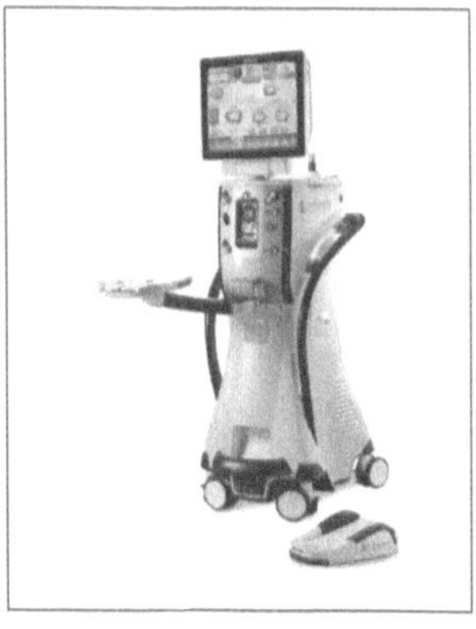

- जागतिक दर्जाची मशीन, वेदनारहित शस्त्रक्रिया, डोळ्याच्या प्रेशरमध्ये वाढ न करता शस्त्रक्रिया केली जाते. शस्त्रक्रियेनंतर बुबुळाला सूज येत नाही. सूक्ष्म छेद देऊन कुशल शस्त्रक्रिया, स्वच्छ आणि पारदर्शक दृष्टी, अवघ्या सहा ते सात मिनिटांमध्ये शस्त्रक्रिया होऊन क्रिस्टल क्लिअर व्हिजन प्राप्त होते.

अरगस व्हेरियन मशीन

- मोतीबिंदू शस्त्रक्रियेनंतर डोळ्यात बसवण्यात येणाऱ्या इंट्रा ऑक्युलर लेन्सच्या पॉवरची तपासणी करण्याकरिता या मशीनचा उपयोग होतो. मोतीबिंदू अतिप्रमाणात पिकला असेल तरीदेखील सुलभ रीतीने डोळ्यांची तपासणी करून पॉवर काढता येते, हे या मशीनचे वैशिष्ट्य आहे. तसेच लेन्स डोळ्यात बसवण्यासाठी ज्या प्रकारची विशेषता, मेजरमेंट आणि त्यासंदर्भात मार्गदर्शन हवे आहे ते या मशीनकडून आपल्याला प्राप्त होते. अतिशय उच्च दर्जाची टेक्नॉलॉजी असलेले अर्गास व्हेरियन मशीन आहे. तसेच डिजिटल इमेज सिस्टम मोतीबिंदूच्या शस्त्रक्रियेनंतरचा वापर करून TORIC IOL (लेन्स) टाकण्यासाठी या टेक्नॉलॉजीचा वापर केला जातो. तसेच मोतीबिंदू शस्त्रक्रियेच्या वेळेस बुबुळावर कोणत्या ठिकाणी, छेद घेण्याचे ठरवण्यासाठी उपयोग होतो.

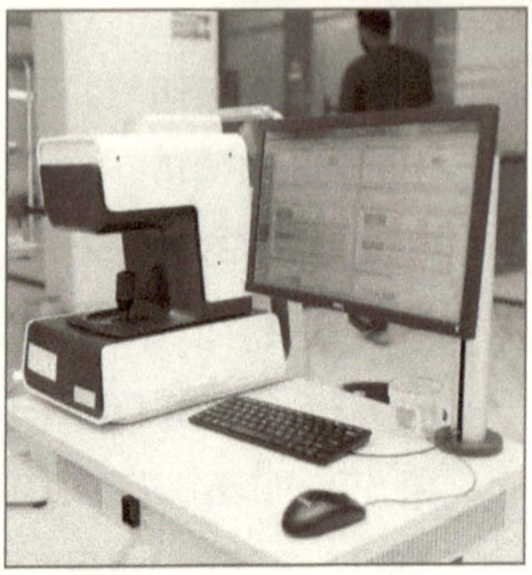

अल्कॉन वेव्हलाइट लेसिक मशीन

- लेसिक शस्त्रक्रिया म्हणजे चश्म्याचा नंबर घालवण्यासाठी करण्यात येणाऱ्या शस्त्रक्रियेसाठी वापरले जाणारे हे Alcon कंपनीचे अत्याधुनिक तंत्रज्ञान असणारे मशीन आहे.
- प्रत्येक रुग्णासाठी आरामदायी, सुरक्षित, कस्टमाईज्ड प्रकारची सुविधा देता येते. शस्त्रक्रिया अचूक पद्धतीने आणि परिणामकारक होऊन १०० टक्क्यांपर्यंत यशस्वीतेची खात्री देणारे, तसेच शस्त्रक्रियेनंतर लवकरात लवकर दृष्टी पूर्ववत होण्यास साहाय्यकारी ठरणारे हे उत्तम यंत्र आहे.

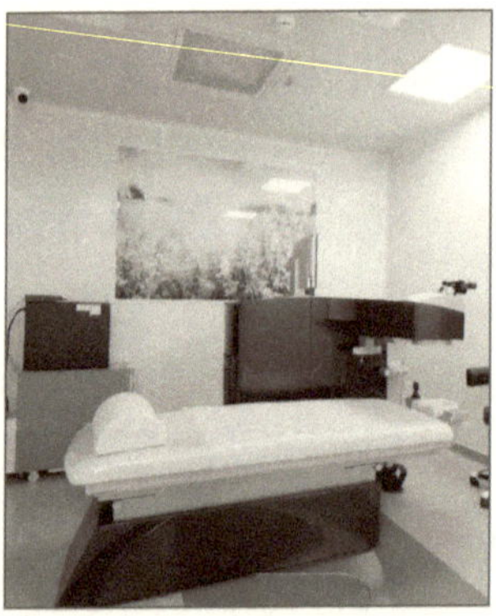

कॉन्टुरा व्हिजन सर्जरी आणि स्पर्शरहित लेसिक शस्त्रक्रिया यात या यंत्राचा वापर करून करता येतो.

ऑप्थॅल्मिक सर्जिकल मायक्रोस्कोप

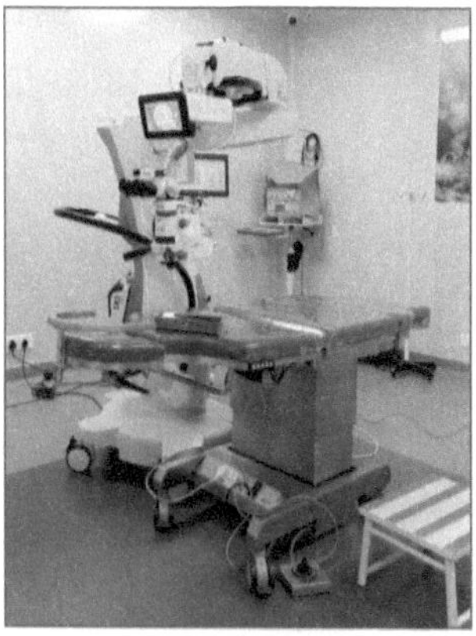

- ऑप्थॅल्मिक सर्जिकल मायक्रोस्कोप या शस्त्रक्रियेसाठी वापरण्यात येणारे हे मशीन आहे. हे अत्यंत महत्त्वाचे मशीन असून याद्वारे शस्त्रक्रिया तज्ज्ञांना रुग्णाचे अवयव मॅग्नीफाय होऊन म्हणजेच आकार मोठा होऊन व्यवस्थित पद्धतीने तपासता येते. तसेच त्यावर शस्त्रक्रिया करणे सोयीचे जाते. यामध्ये विशिष्ट प्रकारच्या लेन्स विशिष्ट पद्धतीने बनवल्या जातात; जेणेकरून शस्त्रक्रिया तज्ज्ञांना रुग्णाचे अवयव सर्वतोपरी आणि विस्तृतपणे खोलात जाऊन बघता येणे शक्य होते.

डोळ्याच्या विविध तपासण्या आणि उपचारासाठी वापरण्यात येणारी मशीन्स

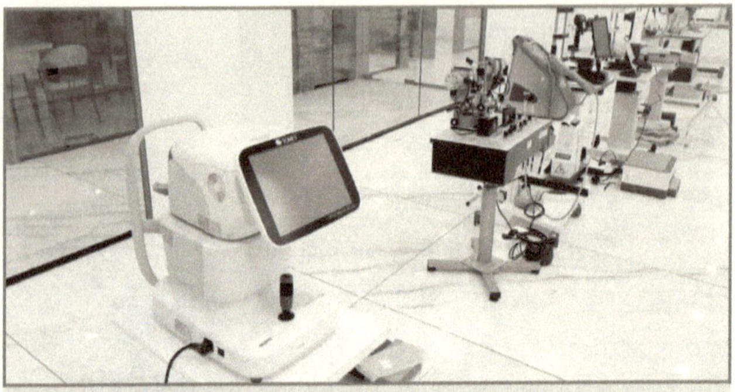

अत्याधुनिक नेत्रचिकित्सा यंत्रे किंवा मशीन्स

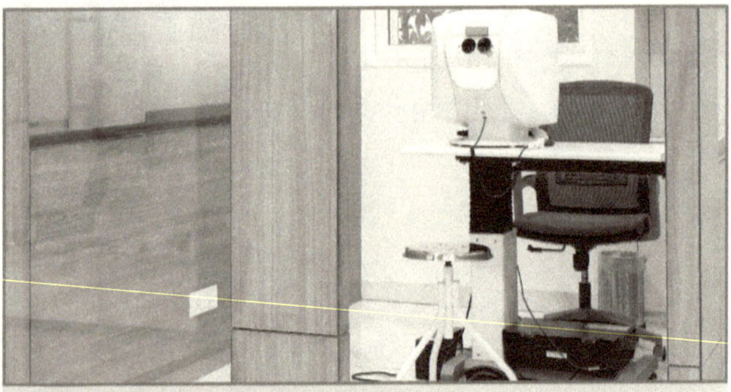

पेरीमेट्री

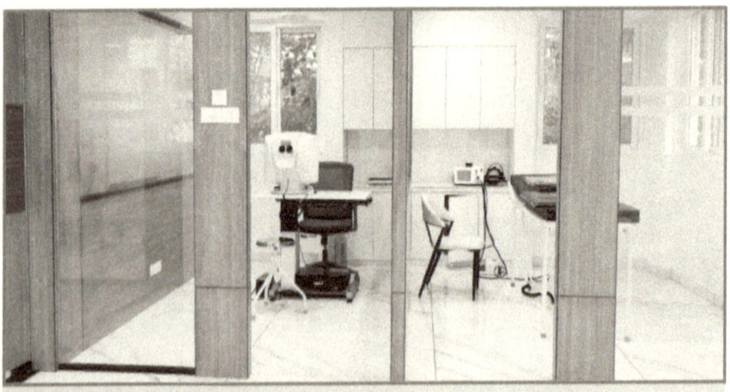

ग्रीन लेसर

आरोग्य जपणे रुग्णांच्या डोळ्याचे हेच सदैव ध्येय आमचे

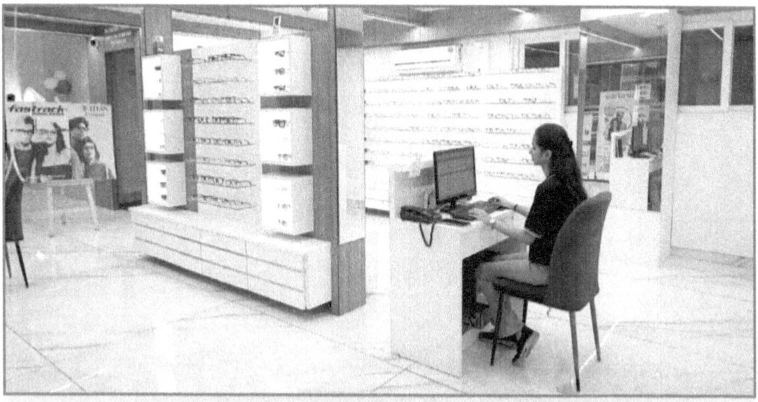

ऑप्टिकल शॉप
तुमच्या दृष्टीसाठी दर्जेदार निवड!

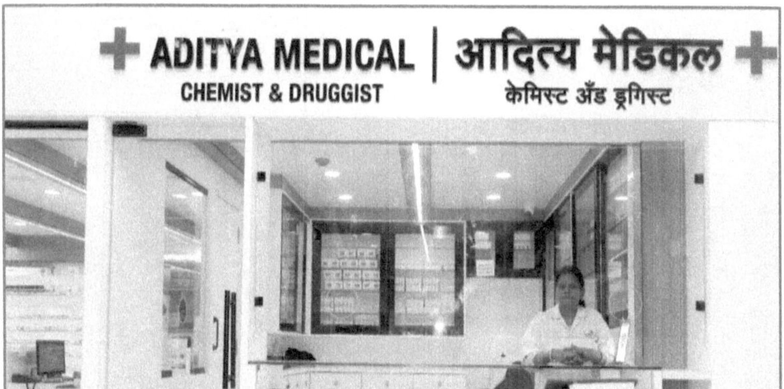

मेडिकल शॉप
औषधांची पूर्ण सोय, एकाच ठिकाणी

सर्व सोयी सुविधायुक्त सुसज्ज हॉस्पीटल

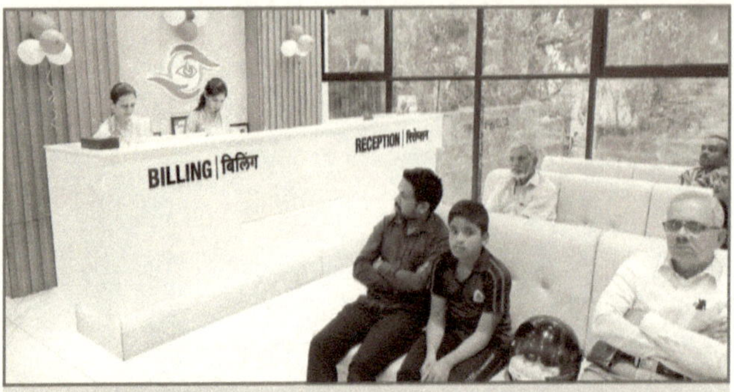

आपल्या विश्वासाचं पहिलं पाऊल आमचे स्वागत कक्ष

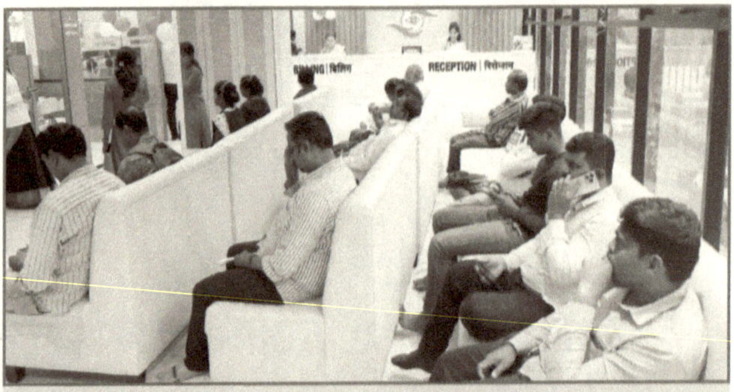

रुग्ण /नातेवाईकांसाठी आरामदायी बैठक व्यवस्था

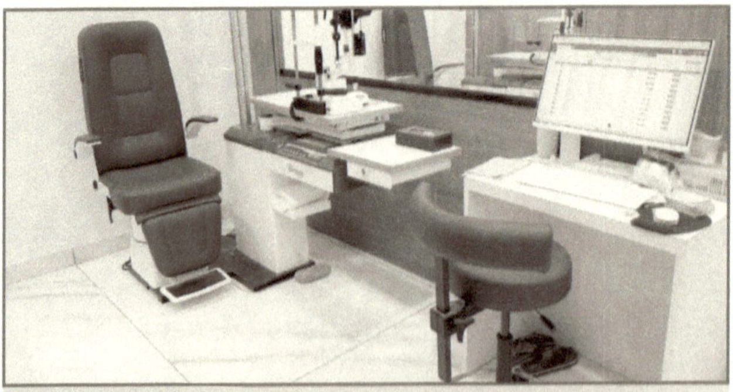

तपासणी साठी अद्ययावत व आधुनिक तंत्रज्ञान

प्रशस्त व अत्याधुनिक सुविधांनी सुसज्ज ऑपरेशन थिएटर

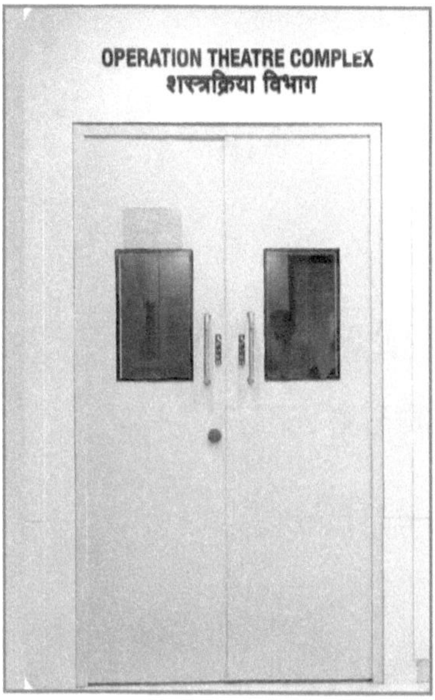

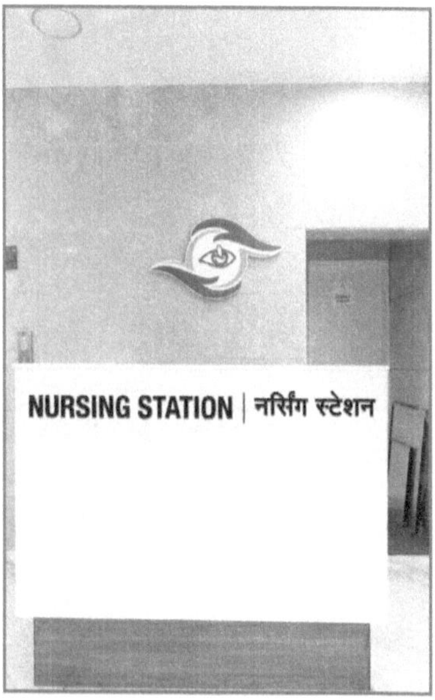

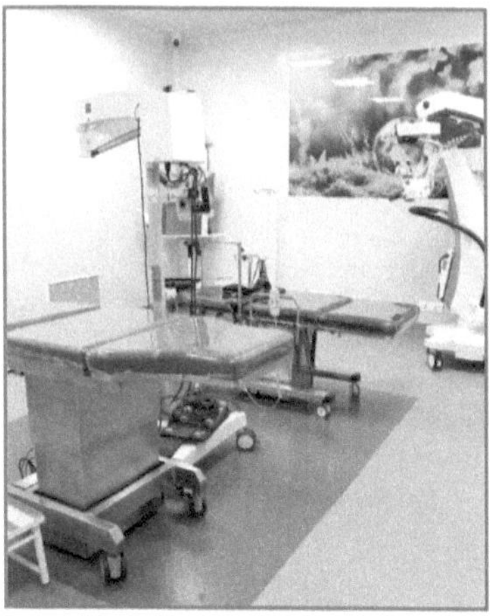

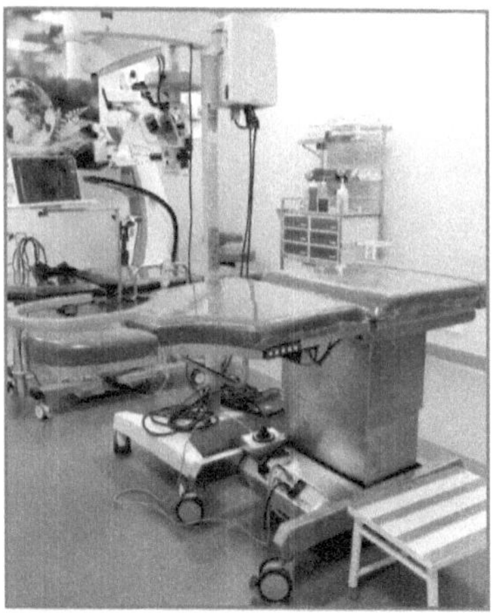

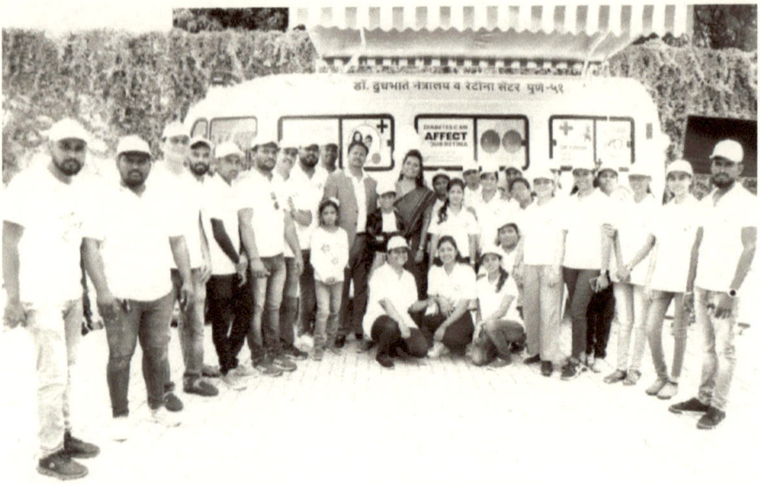

सामाजिक कामात अग्रेसर दुधभाते रुग्णालय

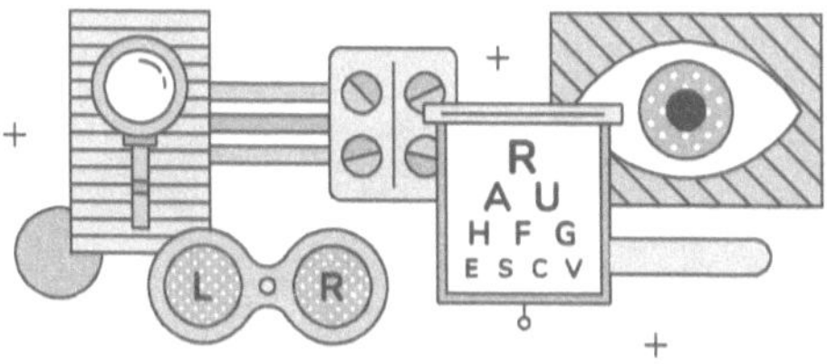

आदित्य फाउंडेशन

समाजातील आर्थिकदृष्ट्या मागास घटकांना उपचारांपासून वंचित राहावे लागू नये यासाठी डॉ. अनिल दुधभाते यांनी सामाजिक बांधिलकी जपत आदित्य फाउंडेशनची स्थापना केली.

'रुग्णसेवा हीच ईश्वरसेवा' या ब्रीदवाक्याला अनुसरून व सामाजिक बांधिलकीचा भाग म्हणून डॉ. दुधभाते यांनी आपल्या मुलाच्या नावाने 'आदित्य फाउंडेशन'ची स्थापना केली. आदित्य फाउंडेशनचे उद्दिष्ट म्हणजे, टाळता येण्याजोगे अंधत्व, दृष्टिदोष रोखणे आणि बरे करणे हे आहे. ज्या लोकांना वैद्यकीय सेवा दुर्लभ आहेत किंवा परवडत नाहीत अशांना सेवा पुरवणे हे आदित्य फाउंडेशनचे मुख्य लक्ष्य आहे. समाजातील उपेक्षित घटकांमधील उपचार करण्यायोग्य अंधत्व आणि डोळ्यांचे आजार कमी करण्याचा दृष्टिकोनातून तयार केलेला हा एक अभिनव उपक्रम आहे. या उपक्रमात अजून एक महत्त्वाचा टप्पा म्हणजे, फिरते डोळ्यांचे रुग्णालय (Vision Van). ४ जून २०२३ रोजी व्हॅनचे उद्घाटन करण्यात आले.

वैद्यकीय तंत्रज्ञानाचा दर्जा चांगला असूनही डोळ्यांवरील उपचार हे आपल्या देशातील बहुतांश लोकांच्या आवाक्याबाहेर आहेत. डॉ. दुधभाते यांच्या मते, पैशाची कमतरता किंवा गरिबी हे दृष्टिहीनतेचे कारण असू नये. डोळ्यांशी संबंधित समस्या आणि डोळ्यांचे विकार असलेले अनेक लोक त्रासदायक परिस्थतीत राहतात. या फाउंडेशनच्या माध्यमातून डॉ.दुधभाते यांनी दोन अभियाने हाती घेतले आहेत :

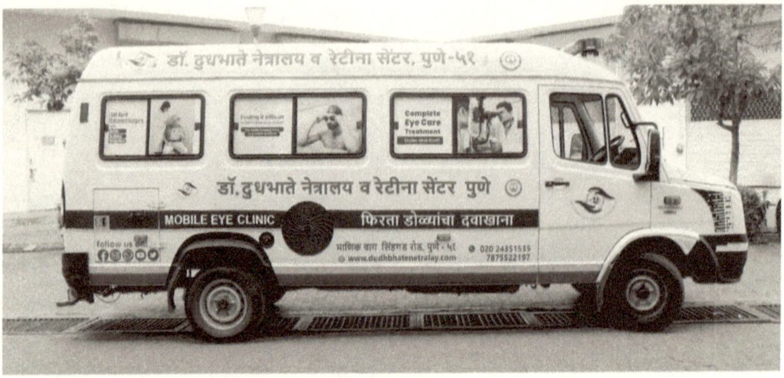

१. मधुमेह अंधत्व निवारण अभियान

२. बालगोकुलम दृष्टिदोष निवारण अभियान

आत्तापर्यंत या फाउंडेशनमार्फत दुधभाते नेत्रालयाने तीन लाख लोकांची मोफत नेत्र तपासणी केली आहे, मोफत/माफक दरात ३० हजार लोकांना चश्मे दिले आहेत, तसेच 'ना नफा ना तोटा' या तत्त्वावर आत्तापर्यंत ३००० रुग्णांची मोफत शस्त्रक्रिया केली आहे.

१. मधुमेह अंधत्व निवारण अभियान

डायबेटिक रेटिनोपॅथी या मधुमेहामुळे निर्माण होणाऱ्या गुंतागुंतींचा विपरीत परिणाम हा डोळ्यांवर होतो. सुरुवातीला याची लक्षणे आढळत नाहीत. परंतु हळूहळू नजर कमी होऊ शकते. वेळेत यावर उपचार न केल्यास पूर्णतः अंधत्व येऊ शकते. डायबेटिक रेटिनोपॅथी टाळण्यासाठी मधुमेहींनी नियमित डोळ्यांची तपासणी केली पाहिजे. जे मधुमेही काही कारणाने हॉस्पिटलपर्यंत पोहोचू शकत नाहीत, त्यांच्यापर्यंत आपण पोहोचून त्यांना सेवा देणे, तसेच योग्य ती माहिती आणि डोळ्यांच्या संबंधित घेतल्या जाणाऱ्या काळजीचे महत्त्व पटवणे, हे उपक्रम या अभियानांतर्गत हाती घेण्यात आले आहेत.

२. बालगोकुलम् दृष्टिदोष निवारण मोहीम

या मोहिमेद्वारे लहान मुलांच्या दृष्टिदोषाचे निवारण करण्यात येते. त्यासाठी अनेक शाळांमधील विद्यार्थ्यांसाठी त्यांच्यापर्यंत जाऊन शिबिरे घेण्यात येतात.

या शिबिरांमध्ये विद्यार्थ्यांसाठी मोफत नेत्र तपासणी करण्यात येते. शिबिरामागील मुख्य उद्देश विकार लवकरात लवकर शोधून त्यांच्या पालकांना योग्य सल्ला देऊन उपचार करणे हे आहे.

या माध्यमातून आत्तापर्यंत पुणे जिल्ह्यातील जवळपास एक लाख विद्यार्थ्यांची नेत्र तपासणी करण्यात आली आहे. ही मोहीम महाराष्ट्रातील भावी पिढीमध्ये येणाऱ्या नेत्र समस्यांबाबतची जागरूकता वाढवणार आहे.

फिरते रूग्णालय

'भारत देशाचे उज्वल भवितव्य ज्यांच्या दूरदृष्टीतून आपण पाहतो, अशा या चिमुरड्यांची दृष्टी चांगली राहावी यासाठी

डॉ. दुधभाते नेत्रालय आणि रेटिना सेंटर तर्फे मोफत नेत्रतपासणी

व डोळ्यांच्या आरोग्या विषयी मार्गदर्शन कार्यक्रम राबवला जाईल असा संकल्प करण्यात आला.

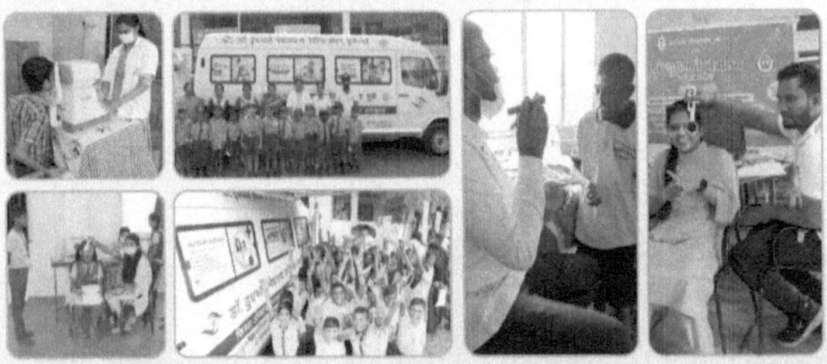

आदित्य फाउंडेशनला तुम्हीही आर्थिक मदत करू शकता.

Aditya Foundation, Pune

Current Account Number: 180205007805

IFSC Code: ICIC0001802

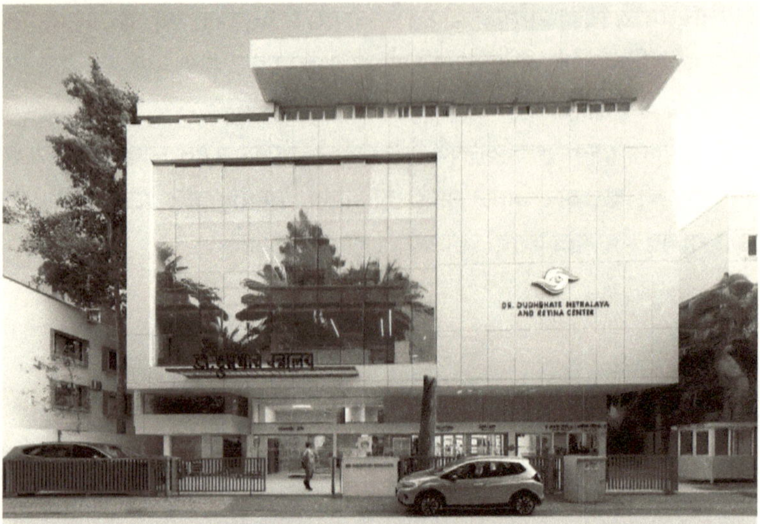

रुग्णांच्या नजरेतून दुधभाते नेत्रालय

काही गुंतागुंतीच्या आणि इमर्जन्सी केसेसमध्ये डॉ. दुधभाते यांनी रुग्णांवर अतिशय आत्मविश्वासपूर्वक कुशल शस्त्रक्रिया पार पाडल्या.

या रुग्णांचे अनुभव...

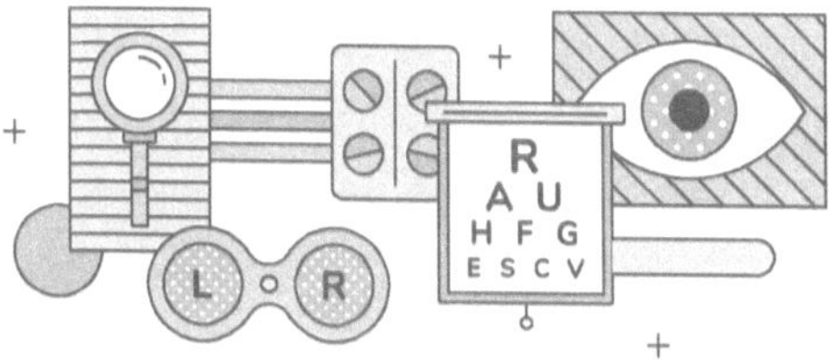

- **नाव : लता बबन देशमुख, आळे फाटा**
- **आजार : काचेमुळे डोळ्याला झालेली इजा**

१३ जुलै २०१८. मी रोजची कामे संपवून नेहमीप्रमाणे संध्याकाळी माझ्या पतींसोबत फिरायला गेले होते.

रस्त्याने चालत असताना बाजूला जळत असलेल्या कचऱ्यातून अचानक काहीतरी फुटून, उडून येऊन माझ्या डोळ्यात गेल्याचे मला जाणवले. खूप टोचल्यासारखे होत होते. काही क्षणातच माझ्या डोळ्यातून अति रक्तस्राव सुरू झाला. मी तेथेच बेशुद्ध होऊन पडले. आसपासचे लोक धावत आले आणि सर्वांनी मिळून मला एका ठिकाणी धरून बसवले. एकाने चेहऱ्यावर पाणी मारले. डोळ्यातून येणाऱ्या रक्तामुळे चेहरा लाल होता. कारण डोळ्यात उडून गेलेली ती वस्तू म्हणजे, फुटलेल्या बाटलीचे काचेचे तुकडे होते. त्यामुळे माझ्या डोळ्याला गंभीर दुखापत झाली होती. त्या डोळ्याने समोरचे काहीही दिसत नव्हते.

आळे फाटा येथील डॉक्टरांनी मला पुणे येथे हलवण्याचा सल्ला दिला. कसेबसे घरी पोहोचले. माझी मुलगी आणि जावई डॉक्टर असल्याने आधी त्यांना फोन करून सर्व घटना कळवली. त्यांनी तातडीने मला पुण्यात एका डोळ्याच्या डॉक्टरकडे नेले. पण त्यांनी माझी केस घेण्यास नकार दिला. पुन्हा दुसऱ्या एका डोळ्याच्या डॉक्टरकडे गेले. पण छे! जवळपास चार-पाच डॉक्टर झाले. पण माझी केस कुणीच घ्यायला तयार नव्हते. सर्वांनी दृष्टी गमावण्याची भीती व्यक्त केली.

शेवटचा प्रयत्न म्हणून मला सिंहगड रोडवरील डॉ. अनिल दुधभाते यांच्याकडे घेऊन गेले. डॉ. दुधभाते यांनी आधी मला शांत केले... धीर दिला... आत्मविश्वास दिला... आणि मला पुन्हा त्याच डोळ्याने चांगले दिसेल याची शाश्वतीसुद्धा दिली.

प्राथमिक तपासणी करून मला त्वरित ऑपरेशनचा सल्ला दिला. माझ्या डोळ्यात दहा मिलिमीटर लांबीची खोल जखम झाली होती. दुधभाते सरांनी डोळ्याचे ऑपरेशन केले. बारा-तेरा टाके घालून त्यांनी डोळ्यातील रक्तस्राव थांबवला. त्यानंतर ॲडव्हान्स पद्धतीने स्कॅनिंग केले तेव्हा मोतीबिंदू असून रेटिना सरकल्याचे आढळून आले.

डॉक्टरांच्या कौशल्याची, निष्णातपणाची, जिद्दीची कमाल होती. सगळे अडथळे पार करत दुधभाते सरांनी ही शस्त्रक्रिया यशस्वी केली; त्याचबरोबर कृत्रिम भिंगारोपणसुद्धा केले. नियमित औषधे, काही दिवस नियमित तपासण्या आणि डोळ्यात काही नियमित ड्रॉप्स असे प्रकार चालले. हळूहळू जखम बरी झाली. आता मला ८० टक्के दिसू लागले आहे.

“

- **नाव : राहुल आवटे**
- **आजार : इलेक्ट्रिक शॉकमुळे डोळ्याला इजा**

मी एका मोठ्या कंपनीत धातूशास्त्र (मेटलर्जी) अभियंता आहे. सर्व नियम पाळून एकदा मी कंपनीत, उच्च दाबा (हाय टेन्शन)संबंधी काम करत असताना विजेचा झोत माझ्या अंगावर व डोळ्यांवर आला. माझे दोन्ही हात काही ठिकाणी भाजले आणि विजेचा एक मोठा झोत (स्पार्क) माझ्या डोळ्यांवर आला. प्रचंड वेदना सुरू झाल्या, समोर अस्पष्ट दिसायला लागले. मी प्रचंड घाबरलो.

डॉ. अनिल दुधभाते सरांनी मला तपासले. तुम्ही लवकर आलात हे फार चांगले केले, असे सांगून माझ्यावर योग्य ते उपचार केले. काही औषधे आणि डोळ्यात टाकायचे ड्रॉप्स देऊन मला फॉलोअपसाठी दर दोन दिवसाला बोलवण्यात आले. हळूहळू माझी दृष्टी परत येऊ लागली आणि बघताबघता फक्त आठ दिवसांत माझे डोळे नॉर्मलला आले. आता मला पूर्वीइतकेच स्पष्ट दिसायला लागले म्हणून मला खूप आनंद झाला.

“

- **नाव : अनिकेत शिगवण**
- **आजार : लेसर शोमुळे डोळ्याला इजा**

एकदा गणेश विसर्जन मिरवणुकीत मी सहभागी झालो होतो. तेथे डीजेचा प्रचंड मोठा आवाज, लेसर लाईटची किरणे आणि त्या किरणांच्या तालावर मित्रांसोबत माझेही बेभान होऊन नाचणे सुरू झाले. नाचण्यात आम्ही इतके गुंग झालो, की आम्हांला ना त्या प्रचंड आवाजाचे भान राहिले, ना डोळ्यावर पडणाऱ्या त्या लेसर किरणांची भीती! नाचतानाचता अचानक दृष्टी त्या लेसर किरणांवर पडली आणि अतितीव्र असलेला त्याचा एक झोत माझ्या डोळ्यात गेल्याची जाणीव झाली.

मी काही क्षण गडबडलो. नंतर तसाच नाचत राहिलो. मिरवणूक हळूहळू पुढे सरकत होती. मला मात्र डोळ्यात त्रास होत असल्याचे आणि हळूहळू माझी दृष्टी धूसर होत असल्याचे जाणवले.

मी एका मित्राला हे सांगितले, तो लगेचच मला तेथून जवळच माणिकबाग सिंहगड रोडवर डॉ. दुधभाते नेत्रालय आणि रेटिना सेंटरमध्ये घेऊन गेला.

काय घडले याची पूर्ण माहिती मी डॉक्टरांना दिली. त्यांनी मला व्यवस्थित तपासले आणि सांगितले की, ‘तुम्ही त्वरित येथे आलात म्हणून तुमची दृष्टी वाचणार आहे. त्या लेसर किरणांनी तुमच्या डोळ्याच्या रेटिनावर भाजल्यासारखी जखम झाली आहे, त्यामुळे तुमची या डोळ्याची दृष्टी ७० टक्के कमी झाली आहे.’

मी खूप घाबरलो. पण डॉक्टरांनी मला धीर दिला आणि त्वरित आवश्यक ते वैद्यकीय उपचार केले. औषधं आणि ड्रॉप्स काही दिवस वापरायला सांगितली. आता माझ्या डोळ्यातील ती जखम पूर्ण बरी झाली आहे. माझी दृष्टी परत आली आहे.

“

- **नाव : मच्छिंद्र माने**
- **आजार : बॅडमिंटन शटल कॉकमुळे डोळ्याला इजा**

मी एक उत्कृष्ट बॅडमिंटन खेळाडू आहे. मी ४० वर्षांचा असताना एक घटना घडली. एकदा मी बॅडमिंटन खेळताना शटल कॉक माझ्या उजव्या डोळ्यावर जोरात लागले.

त्याच क्षणाला मला खूप वेदना झाल्या. स्वतःला कसेबसे सावरून मी खेळ सुरूच ठेवला; नंतर मात्र वेदना असह्य झाल्याने मला खेळ सोडावा लागला.

अवघ्या काही क्षणात मी जवळ असलेला एक डोळ्यांचा दवाखाना गाठला. औषधं आणि काही ड्रॉप्स घेऊन घरी परतलो; पण फारसा फरक पडला नाही. नंतर दोन दवाखाने बदलले तरी फरक काही पडेना.

नंतर डॉ. अनिल दुधभाते यांच्याविषयी समजले आणि दुसऱ्या दिवशीची त्यांची अपॉइंटमेंट घेतली आणि दवाखान्यात गेलो. सर्व गरजेच्या तपासण्या केल्या गेल्या. डॉक्टरांनी मला अतिशय साध्या, सोप्या भाषेत सांगितले की, 'तुमच्या उजव्या डोळ्याला शटल कॉकचा मार जोरात बसल्याने लेन्स मूळ जागेवरून बाजूला सरकली आहे आणि पुढे जाऊन रुतली आहे. त्यामुळे डोळ्याच्या पडद्याला मोठ्या प्रमाणात सूज आली आहे. आधी सूज कमी करून लेन्सची क्षमता तपासावी लागेल. मगच पुढचा निर्णय घेता येईल.'

मी 'हो' म्हणताच, प्रथम इंजेक्शन, औषधं आणि ड्रॉप्स दिले गेले. दोनच दिवसात सूज उतरली आणि मग पुन्हा तपासणी केली असता मार लागल्याने लेन्स क्षीण झाल्याचे निष्पन्न झाले. नंतर माझ्या उजव्या डोळ्यात कृत्रिम भिंगारोपण करण्यात आले आणि अवघ्या काही दिवसांतच माझी दृष्टी ७० ते ८० टक्के परत आली. जे दुसऱ्या कुठल्या हॉस्पिटलला शक्य झाले नाही, ते दुधभाते नेत्रालयात अतिशय सहजतेने शक्य झाले.

“

- **नाव : श्रावण पाटणकर**
- **आजार : क्रिकेटच्या बॉलमुळे डोळ्याला इजा**

माझ्या डोळ्यांना चश्मा आहे. २६ जानेवारीला मी क्रिकेट खेळायला गेलो. माझी बॅटिंग सुरू असताना एका फास्ट बॉलरने टाकलेला अतिशय वेगात असलेला चेंडू जोरात माझ्या चश्म्यावर आदळला आणि चश्म्याची काच फुटून उजव्या डोळ्यात घुसली. प्रचंड वेदना सुरू झाल्या. सर्व जण धावत आले. डोळ्यातून रक्त वाहायला झाले. मला काहीच सुधरत नव्हते, सुचत नव्हते. मी प्रचंड घाबरलो होतो.

माझ्या उजव्या डोळ्यातील बुबुळाला गंभीर दुखापत होऊन ते फाटून दृष्टी गेली होती. माझ्या बाबांचा ऑपरेशनबद्दल होकार मिळताच कुठलाही वेळ न दवडता मला ऑपरेशन थिएटरमध्ये नेण्यात आले.

डॉ. अनिल दुधभाते सरांनी उजव्या डोळ्यातील फाटलेले बुबूळ टाके घालून शिवून घेतले. अत्यंत अवघड अशी ही शस्त्रक्रिया डॉक्टरांनी त्यांच्या हॉस्पिटलमध्ये असलेल्या अत्याधुनिक यंत्रणेच्या साहाय्याने अतिशय कुशलतेने यशस्वी केली. यात कठीण काम म्हणजे फाटलेला बुबुळाचा भाग शिवून लेसरने सील केला आणि माझ्या आईबाबांचा जीव भांड्यात पडला!

पुढील आठ-दहा दिवस वेळेवर फॉलोअप ठेवून सर्व औषधं, डोळ्याचे ड्रॉप्स नियमित वेळेवर टाकून माझी ९० टक्के दृष्टी परत आली आणि मी पुन्हा आता सामान्य जीवन जगत आहे.

“

- **नाव : चिणुबाई शेळके**
- **आजार : डोळ्यातून काढली जिवंत अळी**

मी नांदेडजवळील खेड्यात राहते. मी शेतात काम करते. काही वर्षांपूर्वीची ही घटना आहे. माझी रोजचीच गडबड सुरू होती. तहान लागेल तिथे पाणी पिणे, झाडाखाली जेवण करणे हे ठरलेले असायचं. असं करताकरता, एके दिवशी माझ्या उजव्या डोळ्याची दृष्टी कमी वाटू लागली, डोळा थोडा लालही होऊ लागला. एक-दोन दिवस तसेच काढले. मग मात्र त्रास वाढू लागला म्हणून गावातील डोळ्याच्या डॉक्टरांना दाखवले.

थोडा फरक पडला. पण पुन्हा काही दिवसांनी तसेच व्हायला लागले. त्रास वाढत गेला आणि शेवटी वीतभरचेही दिसणे कमी झाले. आम्ही सारे घाबरलो.

मग गावातील एकाने सांगितले की, पुण्याला दुधभाते नेत्रालय आणि रेटिना सेंटर आहे. तिकडे जा, तिथे कमी खर्चात डोळ्यावर शस्त्रक्रिया होते. मग आमच्या घरच्यांचा निर्णय झाला. आम्ही नांदेडहून पुणे गाठले. तेथे आमचे पाहुणे राहतात. त्यांनीही मदत केली आणि दुधभाते नेत्रालयात नेले.

तिकडे माझ्या सर्व तपासण्या पार पडल्या. डॉक्टरांना माझ्या उजव्या डोळ्याच्या पडद्यामागे एक जिवंत अळी दिसली. हे पाहून तेथील सर्व डॉक्टरही हादरले! पण, ऑपरेशन केल्याशिवाय ती अळी काढणे शक्य नव्हते; आणि ऑपरेशन नाही केले तर ती अळी मेंदूत जायची भीती होती.

'असे कधी होऊ शकते?' असे विचारले असता, 'डुकराने प्यायलेले पाणी पिले किंवा डुकराचे मांस खाल्ले तर असे होऊ शकते,' असे डॉक्टर म्हणाले. डॉक्टर पुढे म्हणाले, 'लगेच ऑपरेशनचा निर्णय घ्यावा लागेल अन्यथा डोळ्याला किंवा जिवालाही धोका होऊ शकतो.' म्हणून घरच्यांनी लगेच ऑपरेशनचा निर्णय घेतला.

ऑपरेशनसाठी लागणाऱ्या सर्व चाचण्या पार पडल्या आणि माझ्या डोळ्याचे अवघड असे ऑपरेशन सुरू झाले. जवळजवळ ते पाच तास चालले. डॉ. अनिल दुधभाते यांनी शर्थीचे प्रयत्न केले आणि डोळ्यातील जिवंत अळी बाहेर काढण्यात त्यांना यश आले. माझ्यासहीत आमच्या घरच्या सर्वांचा जीव भांड्यात पडला! ती अळी डोळ्यातून काढता आली नसती तर माझे काय झाले असते... ही कल्पनाच मी करू शकत नाही!

काही दिवस औषधपाणी आणि डोळ्यात टाकायचे ड्रॉप्स दिले आणि दहा-पंधरा दिवसांत माझी पूर्ण दृष्टी परत आली.

"

- **नाव : आर्यन महाजन, आनंदनगर, पुणे**
- **आजार : फटाक्यांमुळे डोळ्याला इजा**

दिवाळीला मी फटाके उडवत असताना एक फटाका पेटला नाही असे समजून जवळ गेलो आणि अचानक तो फटाका फुटला. मी लगेच दूर पळालो; पण त्या फटाक्याचा काही भाग उडून माझ्या डाव्या डोळ्यात गेला. खूप जोरात मार लागल्याने डोळ्यात आग होऊन रक्त यायला लागले. मी खूप घाबरलो आणि तसाच घरात पळालो. थोड्या वेळाने मला या डोळ्याने दिसणे कमी झाले आणि दृष्टी धूसर होऊ लागली.

मग माझ्या आईने मला दुधभाते नेत्रालय आणि रेटिना सेंटर येथे नेले. माझ्या केसची अर्जन्सी बघून माझा नंबर लगेच लागला. आधी बाहेर काही तपासण्या

केल्या गेल्या आणि डोळ्याचे स्कॅनिंगही केले. डोळ्याचे सर्व रिपोर्ट डॉक्टरांजवळ काही वेळातच पोहोचले. सरांनी मला तपासून करून 'घाबरू नको, सारं काही ठीक होईल!' असा धीर दिला. त्यामुळे मला थोडे हायसे वाटले.

डॉक्टर म्हणाले, 'तू त्वरित दवाखान्यात आलास हे खूप चांगले केलेस. कारण फटाका डोळ्यात गेल्याने लवकर ट्रीटमेंट घ्यावी लागते. त्यातील काही रासायनिक घटकांनी डोळ्याच्या पडद्याला इजा होऊन दृष्टी जाण्याचा धोका असतो, तो आता तुला नाही. तुझ्या डोळ्याला फटाक्याने थर्मल बर्न होऊन थोडी इजा झाली आहे, म्हणून थोडा रक्तस्राव झाला आहे. त्यामुळे तुला स्पष्ट दिसत नाहीये.'

सरांनी काही गोळ्या औषधी आणि ड्रॉप्स देऊन मला घरी पाठवले. त्रास बराच कमी झाला; पण पुन्हा काही दिवसांनी तपासणीसाठी बोलावले असता माझ्या या डोळ्यात मोतीबिंदू होत असल्याचे त्यांच्या लक्षात आले. काही रुग्णांना असे होते हेही सरांनी व्यवस्थित समजावून सांगितले. यावर एका छोट्या शस्त्रक्रियेची गरज आहे, हेही सांगितले.

आमच्या घरच्या सर्वांच्या मनाची तयारी झाल्यावर मोतीबिंदूचे ऑपरेशनही सरांनीच केले. काही दिवसांतच मला आराम पडला. नियमित फॉलोअप, औषधोपचार आणि गोळ्या यांमुळे आता माझा डोळा काही दिवसांतच पूर्ण बरा झाला आहे.

“

- **नाव : ताराबाई माने**
- **आजार : मोतीबिंदू**

मी ९५ वर्षांची असले तरी माझे आरोग्य उत्तम आहे. पहाटे लवकर उठणे, थोडेसे चालणे, होईल तेवढा देवधर्म पाळणे, आणि योग्य आहार घेणे हे माझे ठरलेले! यासोबत माझा खरा आनंद म्हणजे दुधावरची साय असलेली माझी दोन गोड नातवंडे!

ही दोन्ही नातवंडे नित्यनियमाने खाली बागेत खेळणारी. त्यांच्याकडे पाहून मला नेहमीच आनंद होतो आणि मी कायम प्रसन्न राहते. मीही त्यांच्यासोबत

नित्यनियमाने लिफ्टने खाली बागेत जात असते. असा माझा दिनक्रम काही वर्षांपासून सुरू आहे. पण, अचानक मागच्या काही महिन्यांपासून मला माझ्या नातवंडांचा चेहरा स्पष्ट दिसत नव्हता, लिफ्टमधील अक्षरे - अंकही अस्पष्ट दिसत होते. मी हे माझ्या मुलाला आणि सुनेला सांगितले आणि योगायोगाने त्याच दिवशी माझ्या एका नातवाने शाळेतून आणलेले दुधभाते नेत्रालय आणि रेटिना सेंटरचे पॅम्पलेट दप्तरातून बाहेर काढले. त्यावर लिहिले होते – डोळ्यांच्या कुठल्याही अडचणीसाठी, आजारासाठी संपर्क साधा – 'दुधभाते नेत्रालय आणि रेटिना सेंटर माणिक बाग, सिंहगड रोड, पुणे'

मग एका महिन्यातच मुलगा आणि सून यांनी निर्णय घेऊन दुधभाते नेत्रालयाशी संपर्क साधून माझ्यासाठी अपॉइंटमेंट बुक केली आणि त्या दिवशी मला तेथे नेले.

आम्ही आत जाताच रिसेप्शनवर असलेल्या त्यांच्या स्टाफमधील एका महिलेने गोड आवाजात 'या आजी!' असे म्हणत हसत स्वागत केले. त्यावरून तेथील चांगल्या स्टाफची कल्पना आली. तेथेच माझे अर्धे दुखणे कमी झाले आणि मनाला हुरूप वाटला. समोर नजर गेली तर टीव्हीवर एका रुग्णाचे डोळ्याचे लाईव्ह ऑपरेशन सुरू असल्याचे दिसले. समोरच्याच भिंतीवर नोटीस बोर्डवर डॉक्टरांनी आजवर केलेल्या ऑपरेशनची वर्तमानपत्रांत आलेली कात्रणे चिटकवलेली होती. दवाखान्यातील नवनवीन अद्यावत मशीन आणि इतर सुविधा यांची माहिती होती.

मला अस्पष्ट दिसत असल्यामुळे ते पूर्ण वाचता येत नव्हते. पण अंदाज आला होता, की डॉक्टर नक्कीच निष्णात असणार!

तेथे बरेच पेशंट्स असले तरी खूप शांतता होती आणि वातावरणही प्रसन्न होते. त्या रुग्णाचे यशस्वी ऑपरेशन झाले आणि डॉक्टर त्यांच्या केबिनमध्ये आल्याचे कळले.

थोड्या वेळातच माझा नंबर आला. बाहेर काही तपासण्या करून मी डॉक्टरांच्या केबिनमध्ये गेले. मला अस्पष्ट दिसत असले तरी डॉक्टरांचा प्रसन्न चेहरा पाहून माझ्या मनातील डॉक्टर आणि ऑपरेशन या विषयीची भीती कमी झाली.

प्रथम भेटीतच 'कशा आहात, आजी?' डॉक्टरांच्या या प्रश्नाने खूप बरे वाटले. जणू माझा नातूच मला प्रश्न विचारतो आहे, असे वाटले. मी म्हणाले, ''चांगली आहे, डॉक्टर... पण आजकाल जरा अस्पष्ट दिसते आहे.''

डॉक्टर म्हणाले, ''काही काळजी करू नका. मी आहे ना!'' त्यांच्या बोलण्याने अजून धीर आला. डॉक्टरांनी मला तपासले आणि सांगितले, ''आजी, फार काही मोठी अडचण नाही. तुम्हांला मोतीबिंदू झाला आहे. अतिशय छोट्या ऑपरेशनने हा मोतीबिंदू काढला की तुम्हांला स्पष्ट दिसेल, यात काहीच शंका नाही.''

हे ऐकून मनाला हायसे वाटले. ''मोतीबिंदू म्हणजे काय?''

''वयामुळे किंवा कधी मार लागल्यामुळे नेत्रपटलाची पारदर्शकता कमी होते. नेत्रपटलाची पारदर्शकता कमी होण्यालाच मोतीबिंदू असे म्हणतात.'' असे डॉक्टरांनी छान पद्धतीने समजावून सांगितले.

''मोतीबिंदूसाठी ऑपरेशन हाच एक पर्याय असतो. लेन्स म्हणजे कृत्रिम भिंग टाकून आपल्याला दृष्टी परत आणता येते. ...आणि तुम्हांला तर फक्त एका साध्या ऑपरेशनची गरज आहे.''

माझी एका साध्या ऑपरेशनने दृष्टी परत येऊन मी चश्मामुक्त होईन, असे डॉक्टर म्हणताच मला खूप बरे वाटले. माझे ऑपरेशन ठरले. त्यापूर्वी गरजेच्या सर्व तपासण्या केल्या गेल्या आणि ऑपरेशन यशस्वी झाले. अतिशय अल्प दरात ते झाले.

ऑपरेशन झाल्यावर मला जसे वयाच्या सोळाव्या वर्षी स्पष्ट दिसत होते, अगदी तेवढे स्पष्ट दिसायला लागले. माझा आनंद गगनात मावेनासा झाला! काही दिवस औषध आणि डोळ्यातील ड्रॉप टाकणे सुरू होते. आता मी 'बिनाचश्म्याची आजी' म्हणून मिरवत आहे!

“

- **नाव : अनिता पवनकुमार पाल**
- **आजार : चुन्यामुळे डोळ्याला इजा**

माझा मुलगा बिस्कीटं आणण्यासाठी घराजवळील छोट्या किराणा दुकानात गेला. आता मुलगा म्हटलं की काहीतरी खोड्या करणारच! त्या किराणा दुकानात समोरच चुन्याची पुडी पडलेली होती. गंमत म्हणून त्याने ती उचलली आणि जोरात दाबली. अचानक ती पुडी फुटून त्यातील चुना उडाला आणि त्याच्या डोळ्यात गेला.

डोळ्याची आग व्हायला लागली. तो रडतच घरी आला. मी त्याच्या डोळ्याकडे बघून प्रचंड घाबरले. कारण डोळा अतिशय लाल झाला होता. तो रडतच म्हणाला, ''आई, मला या डोळ्याने काही दिसत नाहीये.''

मग मात्र माझ्या पायाखालची जमीन सरकली. लगेचच मी आमच्या फॅमिली डॉक्टरांशी संपर्क साधला. तेव्हा ते म्हणाले, 'माणिकबागेजवळ दुधभाते नेत्रालय आणि रेटिना सेंटर आहे. तिकडे ताबडतोब त्याला घेऊन जा, वेळ दवडू नका, डोळा हा नाजूक असतो.'

मी तडक डॉ. दुधभाते नेत्रालय गाठले. मुलगा सारखा रडत होता. त्याला खूप त्रास होत होता. तेथे आधीच काही पेशंट होते. पण मुलाचे रडणे ऐकून बाकी रुग्णांनी आम्हांला अगोदर आतमध्ये जाण्याची परवानगी दिली.

मी तर प्रचंड हादरले होते. दुधभाते सरांनी व्यवस्थित तपासून त्याच्यावर त्वरित उपचार केले. एक महिन्याची काही औषधं आणि डोळ्यात टाकायला काही ड्रॉप्स दिले. हळूहळू मुलाचा त्रास कमी होऊन आता त्याची दृष्टी पूर्ण परत आली आहे.

“

- **नावः सुषमा क्षीरसागर**
- **आजार : डोळे कोरडे होणे**

माझे डोळे लाल होत होते, डोळ्यांची आग होऊन पाणी येत होते. डोळ्यांचा हा त्रास वाढतच होता. मैत्रिणीने मला सिंहगड रोडवरील दुधभाते नेत्रालय आणि रेटिना सेंटरबद्दल माहिती दिली आणि तिकडे जाण्यास सांगितले.

मी लगेचच दुसऱ्या दिवशी तिकडे गेले. गर्दी होतीच! तेव्हाच मला कल्पना आली, की डॉक्टर निष्णात असणार! माझ्या डोळ्यांच्या प्राथमिक चाचण्या केल्यानंतर मी डॉक्टर दुधभाते यांच्या केबिनमध्ये गेले.

सरांनी माझे डोळे तपासल्यानंतर सांगितले, 'फार मोठी अडचण नाही. तुमचे डोळे कोरडे पडत असल्याने हा त्रास होतो आहे. आपल्या पापण्यांना सहज उघडझाप करता यावी म्हणून डोळ्याजवळ अश्रूंचा थर असतो, त्याला आम्ही टिअर फिल्म असे म्हणतो. साधारण चाळिशीनंतर वातावरणातले प्रदूषण, सतत

दहा तासांहून अधिक वेळ संगणक वापरणे, मोबाईल वापरणे यामुळे डोळे कोरडे पडायला लागतात आणि मग डोळ्यांची आग होऊन लाल होतात, डोळे सारखे कचकच करतात आणि तो रुग्ण त्रासला जातो. अशा आजाराला आम्ही ड्राय आय म्हणतो. याकरिता ड्राय आय थेरपी करता येते, यामुळे खूप फरक पडतो.'

प्रथम ड्राय आय थेरपी म्हटल्यावर मी घाबरले. पण या नेत्रालयातील स्टाफ खूप चांगला आहे. तीन वेळा मला ही थेरपी दिली गेली आणि हळूहळू माझ्या डोळ्यांचा कोरडेपणाचा त्रास कमी होऊ लागला. तीन दिवसांनी तर मला पूर्वीपेक्षाही छान दिसायला लागले, याचा मला आनंद होतो आहे.

“

- **नाव : संदेश इंदलकर**
- **आजार : चश्म्याचा नंबर घालवण्याची शस्त्रक्रिया**

मला लहानपणापासून चश्मा होता आणि नंबर जास्त असल्याने मला चश्म्याशिवाय दिसणे शक्य होत नसे. एकदा पुण्यात सिंहगड रोडवर माणिक बागेजवळ डॉ. अनिल दुधभाते यांच्या डोळ्यांच्या दवाखान्याविषयी माहिती मिळाली. खरेतर मला खूप दिवसांपासून चश्मा नसावा, असे वाटत होते. पण तो कायमचा जाईल, असे मात्र वाटले नव्हते!

मी फोनवरून नोंदणी करून डॉक्टरांची अपॉइंटमेंट घेतली. तासाभरात माझा नंबर आला. यादरम्यान तेथील स्टाफ नम्र असल्याचे जाणवले. सर्व प्राथमिक चाचण्या करून मी डॉक्टरांच्या केबिनमध्ये गेलो. सरांनी माझे डोळे तपासले आणि अतिशय छान पद्धतीने माझ्या डोळ्याच्या दृष्टीच्या अडचणी सांगितल्या. ...आणि केवळ १५ ते २० मिनिटांत होणाऱ्या लेसिक ऑपरेशनमध्ये माझी दृष्टी परत येईल याची शाश्वती दिली.

माझे ऑपरेशन ठरले. दोन महिन्यांत दोन्ही डोळ्यांचे लेसिक ऑपरेशन झाले. अतिशय सहजपणे हे ऑपरेशन पार पडले. मला कुठलाही त्रास झाला नाही. ऑपरेशननंतर काही दिवस फॉलोअप घेतला आणि डोळ्यांचे ड्रॉप्स टाकून झाले.

आता मला दोन्ही डोळ्यांनी चश्म्याशिवाय खूप स्पष्ट दिसते आहे. आता मी वाचन, लिखाण, मोबाईल, लॅपटॉप, संगणक, गाडी चालवणे आदी कामे बिनाचश्म्याची करू शकतो आहे.

दुधभाते नेत्रालय म्हणजे, अतिशय अल्प दरात सर्व सुविधायुक्त असलेले, अतिशय चांगल्या स्वभावाचा स्टाफ असलेले, आणि शांत - प्रसन्न स्वभावाचे निष्णात डॉक्टर असलेले डोळ्यांचे एकमेव हॉस्पिटल होय!

“

- **नाव : पुष्पा गरुड**
- **आजार : काचबिंदू**

माझे वय ३५ वर्षं असताना एक घटना घडली. माझ्या डाव्या डोळ्यात थोडी आग होऊ लागली, थोडे कचकच करू लागलेआणि डोकेही दुखू लागले म्हणून मी घाबरले. आमच्या फॅमिली डॉक्टरांनी डोळ्यांच्या तज्ज्ञ डॉक्टरांकडे जाण्याचा सल्ला दिला.

आमचे पाहुणे एकदा सिंहगड रोडवरील दुधभाते नेत्रालय आणि रेटिना सेंटर येथे गेले होते. त्यांना तेथील डॉक्टरांचा चांगला अनुभव आला होता, म्हणून आम्ही तिकडे जाण्याचा निर्णय घेतला. दुसऱ्याच दिवशी दुपारी तीन वाजता दुधभाते नेत्रालयात गेलो. तासाभरात नंबर लागला. आधी बाहेर डोळ्यांची प्राथमिक तपासणी करून सरांच्या केबिनमध्ये गेले. तोपर्यंत आधीचे रिपोर्ट तेथे आले होते. सरांनी माझे दोन्ही डोळे तपासले आणि डाव्या डोळ्यात काचबिंदू तयार होत असल्याचे सांगितले.

काचबिंदू हा आनुवंशिक आहे. तसेच मधुमेह, रक्तदाब असे आजार असणाऱ्या रुग्णांना होऊ शकतो, असे डॉक्टर म्हणाले. मी मधुमेही असल्यामुळे मला डॉक्टरांचे म्हणणे पटले.

‘काचबिंदूमध्ये डोळ्यांच्या वाढलेल्या दाबामुळे दृष्टिचेतेवर अनिष्ट परिणाम होतो. काचबिंदूमध्ये आपल्या दृष्टिक्षेत्राचा संकोच होतो, समोरील वस्तू स्पष्ट दिसते; पण त्याच्या क्षेत्रफळाचा परीघ कमी होत जातो. सुरुवातीला काहीच त्रास जाणवत नाही. पण, त्रास जाणवेपर्यंत खूप उशीर होऊ शकतो, म्हणून डोळ्यांचे लाल होणे, डोळे दुखणे, डोके दुखणे अशा प्रकारच्या त्रासाला त्वरित उपचार सुरू करणे नेहमीच हितावह आहे,’ असे डॉक्टर म्हणाले.

काचबिंदूवर वेळीच आणि नियमित आयुष्यभर उपचार घेणे खूप गरजेचे असते. कारण काचबिंदूने गेलेली दृष्टी पुन्हा कधीच परत येऊ शकत नाही, असे डॉक्टरांनी खूप व्यवस्थित समजावून सांगितले. घाबरायची गरज नाही; पण नियमित काळजी घेतली गेलीच पाहिजे, हेही स्पष्ट सांगितले. मला काही औषधं आणि डोळ्यात टाकायचे ड्रॉप्स दिले.

काही दिवसांतच मला बऱ्यापैकी दिसायला लागले. ठरावीक अंतराच्या कालावधीने पुन्हा तपासणीसाठी बोलावले आणि आता आयुष्यभर अशी नियमित तपासणी करणे आवश्यक आहे, हेही डॉक्टरांनी पुन्हा सांगितले.

आता माझा डोळा व्यवस्थित असून डोळ्याची होणारी आग नियंत्रणात आली आहे, तसेच दृष्टीही सुधारली आहे. मीही आयुष्यभर नियमित तपासणी करत राहणार आहे.

“

- **नाव : रामराव कुबडे**
- **आजार : डायबेटिक रेटिनोपॅथी**

माझा उजवा डोळा खूप दुखत होता. मी डायबेटिसचा रुग्ण आहे. उजव्या डोळ्याच्या बुबुळाच्या मागच्या बाजूस त्रास वाढतच गेला, म्हणून सिंहगड रोडवरील डॉ. अनिल दुधभाते सरांच्या दवाखान्यात गेलो. संध्याकाळची वेळ असल्याने ओपीडीचे खूप रुग्ण होते. एक-दीड तासात माझा नंबर लागला. बाहेरील स्टाफने डोळ्यांच्या प्राथमिक तपासण्या करून मला सरांच्या केबिनमध्ये पाठवले.

सरांनी माझे डोळे व्यवस्थित तपासले आणि उजव्या डोळ्यामागे पडद्यावर सूज असल्याचे त्यांनी सांगितले. डॉक्टर म्हणाले, ‘तुम्ही डायबेटिसचे पेशंट आहात, हे तुम्हांला होत असलेल्या डोळ्यांच्या त्रासावरून सांगू शकतो. तुम्हांला डायबेटिक रेटिनोपॅथीचा त्रास होतो आहे. यामध्ये आपल्या डोळ्याच्या बुबुळामागे असलेल्या पडद्यातून कधीकधी रक्तस्राव होतो, तर कधी सूजही येऊ शकते, डोळा दुखत असतो, हळूहळू दिसणे कमी होत जाते. डोळ्याच्या या आजारात काही रुग्ण ‘चश्मा घातला तरी स्पष्ट दिसत नाही’ असे म्हणतात तेही बरोबर आहे. हाच

प्रकार तुमच्या बाबतीत आहे. यावर औषधं, ड्रॉप्स आणि गरज पडली तर काही इंजेक्शन्स यांनी फरक पडतो.'

ट्रीटमेंट सुरू झाली. औषधं, गोळ्या आणि ड्रॉप्सनी माझ्या डोळ्याच्या पडद्यामागे असलेली सूज काही दिवसांत कमी झाली आणि त्रासही कमी झाला.

नंतर डॉक्टर म्हणाले, 'डायबेटिक रुग्ण जशी रक्तशर्करा नियमित तपासतात तशी त्याने वर्षातून एकदातरी आपल्या डोळ्यांची तपासणी करून घ्यावी.' ते पुढे म्हणाले, 'सध्याच्या धावपळीच्या जीवनात ताण, दगदगीमुळे भारतात डायबेटिक रुग्णांची संख्या झपाट्याने वाढते आहे आणि त्यासोबत डायबेटिक रेटिनोपॅथीचे रुग्णसुद्धा वाढत आहेत. या रुग्णांनी लवकरात लवकर आपल्या डोळ्यांवर उपचार घेतले, तर अंधत्वाचा धोका टाळता येतो. सध्याच्या अद्ययावत यंत्रणेमुळे रेटिनोपॅथीचे निदान लवकर होते आहे.'

माझ्या डोळ्याचा त्रास आता पूर्ण कमी झाला आहे आणि दृष्टीही चांगली आहे.

“

- **नाव : रामभाऊ कुलकर्णी**
- **आजार : अंधत्वाचा वेल**

माझा डावा डोळा लाल होऊ लागला, पाणी येऊ लागले. डोळ्यात काही गेले असेल म्हणून मी थोडेसे दुर्लक्षच केले. पण दोन-तीन दिवसांत जाणवले की, डोळ्याला वारा लागला, उन्हात गेलो की हा त्रास वाढत आहे.

माझ्या ऑफिसमधील मित्राला हे सहज बोलताबोलता सांगितले तेव्हा तो म्हणाला, सिंहगड रोडवर माणिक बागेजवळ दुधभाते नेत्रालय आणि रेटिना सेंटर आहे. माझ्या आईच्या डोळ्यांसाठी तेथे गेलो होतो. त्यांचा खूप चांगला अनुभव आला आणि तिकडे स्टाफही चांगला आहे.

मी तेथील फोन नंबर घेऊन दुसऱ्या दिवशीची अपॉइंटमेंट बुक केली.

दुसऱ्या दिवशी माझा नंबर वेळेवर लागला. बाहेरील स्टाफने माझ्या डोळ्यांच्या पूर्वतपासण्या केल्या आणि मग मुख्य डॉक्टर दुधभाते सरांच्या केबिनमध्ये गेलो.

तोवर माझे सर्व प्राथमिक रिपोर्ट डॉक्टरांकडे पोहोचले होते. तेथील यंत्रणा सुसज्ज असल्याचे जाणवले.

डॉक्टरांनी माझे डोळे व्यवस्थित तपासले आणि सांगितले, 'तुमच्या डाव्या डोळ्याच्या बुबुळावर त्रिकोणी पंखाच्या आकाराचे मांस वाढत आहे. याला आम्ही वैद्यकीय भाषेत 'अंधत्वाचा वेल' असे म्हणतो. हे वाढत जाणारे मांस म्हणजे रक्तवाहिन्यांचे जाळे असते. यात डोळे लाल होणे, अधूनमधून डोळ्यांत पाणी येणे अशी प्राथमिक लक्षणे जाणवतात. हे मांस बुबुळावर वाढत गेले की अंधत्वही येऊ शकते. यात दोन प्रकार असतात : एक, वाढत जाणारे मांस म्हणजे प्रोग्रेसिव्ह; आणि दुसरे, न वाढता त्रास देणारे म्हणजे रिग्रेसिव्ह असे असते. तुमचा प्रोग्रेसिव्ह हा प्रकार आहे. याला छोटेसे ऑपरेशन करावे लागेल. त्यामुळे त्रास कमी होऊन सर्व काही ठीक होईल.'

मग मी आणि आमच्या घरातील सर्वांनी लगेच ऑपरेशनचा निर्णय घेतला. ठरलेल्या दिवशी माझ्या डोळ्याचे ऑपरेशन अगदी सहजतेने झाले. नंतर काही दिवस फॉलोअप घेत औषधे, गोळ्या घ्याव्या लागल्या, तसेच डोळ्यात ड्रॉप्सही टाकावे लागले.

आता माझा डोळ्याचा त्रास पूर्ण कमी झाला आहे.

“ ———

- **नाव : गणेश राऊत**
- **आजार : रांजणवाडी**

एक दिवस माझा डावा डोळा उघडण्यास त्रास होऊ लागला, डोळा लालसर होऊ लागला होता, आणि पापणीजवळ ठसठस करू लागले होते; म्हणून मी जवळच असलेल्या दुधभाते नेत्रालयात गेलो. डॉक्टरांनी मला नीट तपासले आणि सांगितले, ''घाबरू नका, फार काही झाले नाही. तुम्हांला मधुमेह आहे का?'' मी 'हो' म्हणालो. तेव्हा डॉक्टर म्हणाले, ''तुम्हांला रांजणवाडी आली आहे.''

सर पुढे म्हणाले, ''रांजणवाडी हा आजार चश्म्याचा नंबर असतानाही चश्मा न वापरणे, डोळ्यांना सतत ताण देणे, नीट दिसत नाही म्हणून सतत डोळे चोळणे,

अस्वच्छता, अनारोग्य, पचनासंबधीचे काही विकार, काही औषधांचे दुष्परिणाम, उष्ण प्रकृती अशा नानाविध बाबी रांजणवाडी होण्यास कारणीभूत असतात.

''हा आजार म्हणजे डोळ्यांच्या पापण्यांना होणारा जंतुसंसर्ग होय. यात दोन प्रकार असतात : (१) दुखरी रांजणवाडी (२) गाठ दिसणारी रांजणवाडी

''तुम्हांला साधी दुखरी रांजणवाडी झाली आहे. गोळ्या आणि डोळ्यात टाकायला काही ड्रॉप्समुळे हा आजार पाच-सहा दिवसांत ठीक होईल.

''अधूनमधून डोळ्याला स्वच्छ धुतलेल्या कोरड्या कपड्याने गरम शेक देत राहा. डोळे लवकर बरे होतील. दुखरी रांजणवाडी वेळेवर औषधोपचार घेऊन बरी न झाल्यास त्याची गाठ होऊ शकते. पापणीला छोटी भूल देऊन छोट्या शस्त्रक्रियेने ती गाठ काढता येते. अशा रुग्णांची आधी रक्त, लघवी या तपासण्या कराव्या लागतात.''

डॉक्टरांची औषधं आणि ड्रॉप्समुळे मला पाच दिवसांतच पूर्ण आराम पडला.

"

- **नाव : रेणुका पाटील**
- **आजार : डोळे येणे**

उन्हाळा संपला आणि पावसाचे वेध लागले. वातावरण दमट झाले होते. एके दिवशी सकाळी मी लवकर उठले. पण मला माझे दोन्ही डोळे चिकटल्याचे जाणवले. तरीही मी डोळे उघडण्याचा प्रयत्न केला, तेव्हा जाणवले की, काहीतरी चिकट असा स्त्राव येतो आहे, डोळे लालही झाले होते. काहीतरी डोळ्यांत टोचत आहे, असेही वाटत होते. म्हणून सिंहगड रोडवरील दुधभाते नेत्रालयात गेले.

दुधभाते सरांनी डोळे तपासून सांगितले, ''तुमचे डोळे आले आहेत. मी तुम्हांला औषध, गोळ्या व डोळ्यांत टाकायला ड्रॉप्स देतो आहे. ते सांगितल्याप्रमाणे नियमित वेळेवर वापरा. सहा-सात दिवसांत तुमच्या डोळ्यांना आराम पडेल. पावसाळ्याच्या सुरुवातीला दमट वातावरणात असे डोळे येण्याचे प्रकार होतात. असे दमट वातावरण जंतूंच्या वाढीस पोषक असते.

''डोळे येण्याचे काही प्रकार आहेत : (१) जंतू संसर्गामुळे (२) ॲलर्जीमुळे (३) डोळ्यात कचरा गेल्याने (४) डोळ्याला मार लागल्याने

''अस्वच्छता, डोळे आलेल्या व्यक्तीच्या संपर्कात येणे, यामुळे अशा दमट वातावरणात डोळे लवकर येऊ शकतात. डोळे येणे हा आजार संसर्गजन्य आहे. म्हणून आपल्यापासून इतरांना हा आजार होऊ नये याची काळजी घ्या.

''त्यांनी हाताळलेल्या वस्तू, कपडे आपण वापरू नका. डोळ्यांची घाण नियमित स्वच्छ करून, डोळे स्वच्छ कपड्याने अथवा कापूस घेऊन पुसा.

''बालकांना आपल्यापासून दूर ठेवा. डेटॉलने नियमित हात स्वच्छ धुणे आवश्यक आहे. डोळ्यांना त्रास होऊ नये म्हणून काळ्या रंगाचा गॉगल वापरा.''

मी डॉक्टरांनी सांगितल्याप्रमाणे सगळी औषधं घेतली, ड्रॉप्स वेळेवर वापरले, नियम पाळले आणि सहा-सात दिवसांतच माझे डोळे पूर्ण नीट झाले.

“

- **नाव : मानसी पांडे**
- **आजार : आळशी डोळा**

माझा मुलगा कौस्तुभला चश्मा लागला होता. पण चश्मा लावूनही त्याला नीट दिसते की नाही... किंवा त्याच्या डोळ्यांचा नंबर चुकला की काय... किंवा डाव्या डोळ्याने कमी दिसते की काय... असे वेगवेगळे संशय होते.

आम्ही नव्यानेच सिंहगड रोडवर फ्लॅट रेंटवर घेऊन राहायला आलो होतो. मुलाला डोळ्यांच्या निष्णात डॉक्टरांकडे दाखवावे म्हणून मी आमच्या शेजारणीला विचारले असता तिने लगेच जवळच असलेल्या दुधभाते नेत्रालयाचा फोन नंबर दिला. मी दुसऱ्या दिवशी मुलाला तिकडे घेऊन गेले. काही वेळाने नंबर लागला.

दुधभाते सरांनी मुलाचे डोळे तपासले. डोळ्यांचा आधीचा नंबरही तपासला. डॉक्टरांनी मला समजावून सांगितले की, ''हा चश्म्याच्या नंबरचा प्रॉब्लेम नाही. तुमच्या मुलाच्या डाव्या डोळ्याला 'आळशी डोळा' हा विकार आहे. त्याविषयी माझा स्टाफ तुम्हांला माहिती देईल.''

स्टाफपैकी एका डॉक्टरांनी आळशी डोळाबद्दलची माहिती दिली. ते म्हणाले, ''दोन्ही डोळ्यांपैकी एका डोळ्याची दृष्टी अंधूक असते आणि दुसऱ्या डोळ्याची दृष्टी स्पष्ट असते. अशा रुग्णाचा मेंदू कमकुवत दृष्टी असलेल्या डोळ्याकडे दुर्लक्ष

करतो आणि सक्रिय डोळ्याकडे जास्त लक्ष देतो....'' खूप छान पद्धतीने; पण धीर देत त्यांनी मला समजावून सांगितले.

पुढे ते म्हणाले, ''यात व्हिजन थेरपीचा बराच फायदा होतो.'' म्हणून सलग १५ दिवस मी मुलाला रोज तिकडे घेऊन जात होते. हळूहळू मुलाच्या डाव्या डोळ्याच्या दृष्टीत काही प्रमाणात सुधारणा होऊ लागली.

त्या वेळी डॉक्टरांनी 'गुड रिस्पॉन्स!' म्हणत माझा उत्साह वाढवला आणि मुलाची दृष्टी सुधारते आहे हे ऐकून मलाही खूप आनंद झाला. त्यानंतर तीन-चार महिन्यांनी पुन्हा असेच डोळ्यांचे व्यायाम मुलाकडून करवून घेतले... आणि त्याची दृष्टी सुधारत असल्याचे जाणवले. पुढेही आणखी काही महिने ही ट्रीटमेंट सुरू ठेवायला डॉक्टरांनी सांगितले. आम्हीही ती ट्रीटमेंट पूर्ण केली.

खरेतर सुरुवातीला मी खूप घाबरले होते. पण दुधभाते नेत्रालयातील पूर्ण स्टाफ अतिशय चांगला आहे. रुग्णांशी किंवा त्यांच्या नातेवाइकांशी कसे बोलावे... कसे वागावे... त्यांना कसा धीर द्यावा... याचे हा स्टाफ अतिशय सुंदर उदाहरण आहे.

“

- **नाव : श्रुती चव्हाण**
- **आजार : कॉन्टुरा लेसिक शस्त्रक्रिया**

मी अलीकडेच कॉन्टुरा व्हिजनची लेसिक शस्त्रक्रिया डॉक्टर दुधभाते यांच्याकडे करून घेतली. सुरुवातीच्या तपासण्या ते शस्त्रक्रियेसाठीचे मार्गदर्शन, त्यानंतर शस्त्रक्रियेनंतरच्या फेर तपासण्या या प्रत्येक टप्प्यावर अतिशय समाधानकारक सेवेचा अनुभव आला.

पहिल्याच भेटीत डॉक्टरांनी माझ्या डोळ्यांची विस्तृत आणि अचूक तपासणी केली. बुबुळाची जाडी, चश्म्याचा नंबर आणि लेसिकसाठी आवश्यक असलेल्या टोपोग्राफीसारख्या डोळ्याच्या तपासण्या अत्याधुनिक उपकरणाच्या सहाय्याने करण्यात आल्या. शस्त्रक्रिया प्रक्रियेची संपूर्ण माहिती, फायदे, काय योग्य काळजी घ्यायची याची संपूर्णतः माहिती मला दिली गेली. त्यामुळे मी निःशंक मनाने शस्त्रक्रिया करून घेतली. शस्त्रक्रिया अत्यंत सुरक्षित, अल्पकाळात होणारी आणि पूर्णपणे वेदना रहित होती.

संपूर्ण प्रक्रिया काही मिनिटातच पार पडली. शस्त्रक्रिया विभागातली स्वच्छता, शिस्त, सर्वोत्तम आधुनिक तंत्रज्ञान या सर्वांबाबत मी समाधानी आहे.शस्त्रक्रियेनंतर दिलेली औषधे कशी घालावी याविषयीही सविस्तर मार्गदर्शन करण्यात आले. आज मी चश्म्याशिवाय सुस्पष्ट दृष्टीचा अनुभव घेत आहे.

"

- **नाव : विजया जाधव**
- **आजार : प्रिलेक्स शस्त्रक्रिया**

लांबचा चश्मा होताच; त्यातच चाळिशीचाही लागला. लांबचा आणि जवळचा चश्मा सूट होईपर्यंत पुष्कळ वेळ लागला. दोन वेगळे चश्मे करायचे तर ते सतत बाळगावे लागतात. चश्म्याचे वजनही वाढले आणि नाकावर व्रण येऊ लागले. सण समारंभांत मला चश्म्याची अडचण होऊ लागली. मग विचार केला की यावर काही उपाय आहे का??

डॉक्टर दुधभाते नेत्रालयाविषयी कळलं आणि लगेचच तिथं गेले. अनुभवी नेत्रतंत्रज्ञ आणि कुशल उच्चशिक्षित नेत्रतज्ञ यांनी माझ्या डोळ्याच्या विविध तपासण्या केल्या. सर्व तपासण्या झाल्यावर रिपोर्ट पाहून डॉक्टर दुधभाते यांनी प्रिलेक्स ही शस्त्रक्रिया माझ्यासाठी योग्य ठरेल असे सांगितले. शास्त्रीय पण सामान्य माणसाला समजेल अशा सोप्या भाषेत समजावून त्यांनी हे समजावून सांगितले.

प्रिलेक्स शस्त्रक्रियेची उपयुक्तता, सुरक्षितता, परिणाम, शस्त्रक्रियेपूर्वी आणि शस्त्रक्रिया पश्चात घ्यावयाची काळजी याविषयी नेत्रालयाच्या कौन्सलर टीमने आणि डॉक्टरांनी मार्गदर्शन केले.

आपली समस्या लवकरच सुटणार याबाबत मी समाधानी होते. चश्म्याशिवाय उत्तम जग अनुभवता येणार हा आनंद आणि आत्मविश्वास मला दुधभाते नेत्रालयाने दिला. शस्त्रक्रिया अतिशय नियोजनबद्ध, सुरक्षित, पूर्णपणे वेदनारहित होती. संपूर्ण प्रक्रिया काही मिनिटात पार पडली. ऑपरेशन थिएटरमधील स्वच्छता, निर्जंतुकीकरण, शिस्त, अत्याधुनिक तंत्रज्ञानाची जोड हे सर्व प्रशंसनीय आहे.

डॉक्टर आणि सहाय्यक टीमने उत्तम सहकार्य केल्यामुळे कोणत्याही प्रकारचा मानसिक तणाव जाणवला नाही. शस्त्रक्रियेनंतर औषधांबरोबर डोळ्याची काळजी आणि फेर तपासणी याबाबत मार्गदर्शनही करण्यात आले.

आज शस्त्रक्रिया होऊन काही आठवडे लोटल्यावर चश्म्याशिवाय हे सुंदर जग मी अनुभवत आहे. दुकानात, हॉटेलमध्ये कुठेही जा, मेनू कार्ड किंवा किमतीचे लेबल पाहण्यासाठी खिशातून चश्मा काढायला लागत नाही. तसेच विविध प्रकारचे समारंभ, सहली, वाहन चालवणे, खेळ खेळणे मी दिलखुलासपणे अनुभवत आहे.

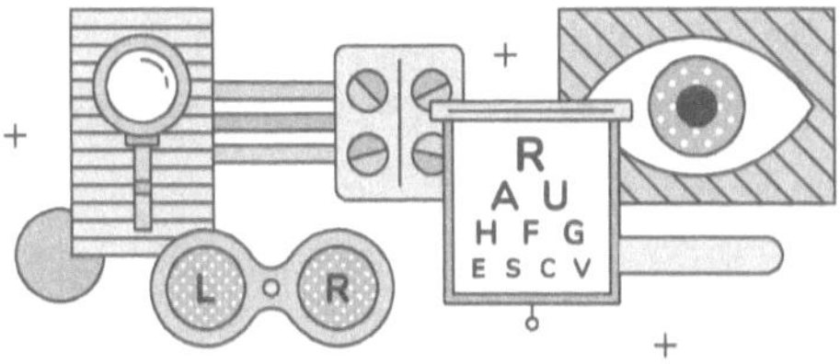

कर्मयोगी नेत्रतज्ज्ञ

काही व्यक्ती विलक्षण सकारात्मक असतात. आयुष्याकडे बघण्याचा त्यांचा दृष्टीकोन कायम आनंदी असतो. आपला जन्म हा मानवाला काहीतरी देणं लागतो या विचाराने अशा व्यक्ती प्रेरित असतात. अशीच एक व्यक्ती म्हणजे नेत्रतज्ज्ञ डॉ. अनिल दुधभाते. पुण्यातील नांदेड सिटीमधील मराठवाड्यातील लोकांसाठी रवि कल्याणी यांनी एक WhatsApp समूह तयार केला आणि त्यात अनेक लोक जोडले गेले. इथेच माझी डॉ.अनिल दुधभाते सरांशी ओळख झाली. हळूहळू जवळीक वाढली आणि सर माझे मित्र झाले. सरांचं लहानपण, शिक्षण यातून ते कसे घडले, हे कळलं आणि त्यांच्याविषयी वाटणारा आदर आणखीनच वाढला.

डॉ. अनिल यांचे वडील धोंडीबा दुधभाते शिक्षक. दुधभाते कुटुंबात प्रथमच कुणीतरी नोकरी मिळवलेली. पण जेमतेम दहा रुपये पगार, दोन एकर कोरडवाहू शेती. एवढ्यातच संसार चालवायचा होता. त्यामुळे डॉक्टरांच्या आई आणि वडीलही शिक्षकी सांभाळून पार्वतीबाईंसोबत शेतात राबत होते.

चार बहिणी, एक भाऊ यांच्या पाठीवर ६ जुलै १९८२ रोजी अनिल यांचा जन्म झाला. आई-वडील दोघांनाही आपली मुले खूप शिकावीत असे वाटत होते. दुधभाते दांपत्य आर्थिक अडचणीवर कष्टाने मात करत मुलांना मोठं करत होते.

अनिल बालपणापासून चुणचुणीत आणि हुशार! जिल्हा परिषद शाळेत शिकणाऱ्या अनिलने सातवीपर्यंत पहिला क्रमांक कधी सोडला नाही. टेक्निशियन

म्हणून काम करणाऱ्या मोठा भाऊ अरुणनेही अनिलच्या शिक्षणासाठी कायम मदत केली. आपल्या भावाला इंग्रजी चांगले यावे, म्हणून अरुण यांनी रॅपिड इंग्लिश कोर्सचे एक पुस्तक पुण्याहून गावाकडे पाठवले.

बालपणी अनिल यांना बऱ्याच वेळेस डोळे येत असत. खेड्यात असल्यामुळे डोळ्यात शेळीचे दूध टाकणे, कधी एखाद्या ओल्या कपड्याला हळद लावून तर कधी मिरचीचा रस असे अघोरी प्रकार अज्ञानात केले गेले. पण ईश्वरकृपेने अनिलच्या डोळ्यावर विपरीत परिणाम झाला नाही आणि आज आपल्याला निष्णात नेत्रतज्ज्ञ मिळाले, हे विलक्षण आश्चर्य म्हणावे लागेल.

सातवीनंतर अनिलला उमरगा, मराठवाड्यातील एका तालुक्याच्या ठिकाणी शिक्षणासाठी पाठवण्यात आले. बहिणीच्या सासरघरी अनिलची सोय झाली. तिथे अनिल यांची डॉ. शेंडगे यांच्याशी ओळख झाली. माझ्या वडिलांनी मला मोलमजुरी करून कठीण आर्थिक परिस्थितीत शिकवले आहे आणि मी त्यामुळे एमबीबीएस, एमडी होऊ शकलो हे त्यांच्या एका लेखात अनिलला वाचायला मिळाले. हे वाचून अनिल यांना प्रेरणा मिळाली आणि डॉक्टर होण्यासाठी खूप पैसा लागतो, अवघड असतं हा विचार अनिलच्या डोक्यातून बाहेर पडला आणि तिथेच छोट्या अनिलने डॉक्टर होण्याचा ध्यास घेतला.

अनिलला मुलं खेडवळ समजत, हसत. आठवी, नववीमध्ये प्रथम क्रमांक मिळवून अनिलने स्वतःची हुशारी तिथे दाखवून दिली. बहिणीकडे भाचे मंडळी, लहान घर यामुळे अनिल संध्याकाळी शिवदास कुलकर्णी आपल्या या वर्ग शिक्षकाकडे अभ्यासाला जात.

दहावीच्या चांगल्या गुणामुळे लातूरला शाहू कॉलेजमध्ये लगेच प्रवेश मिळाला. पुढचं शिक्षण इंग्रजीत हे आता आव्हान असणार होते. त्यात डॉक्टर व्हायचे म्हणून मेडिकल शब्दांशी ओळख व्हावी म्हणून मोठा भाऊ अरुणने अनिलसाठी पुण्याहून मेडिकल डिक्शनरी पाठवली. पंधरा-वीस दिवसांत पूर्ण डिक्शनरी पाठ करून अनिलचा अभ्यास सुरू झाला. रोज राहत्या ठिकाणापासून तीन किमी चालत कॉलेजला जायचे. अभ्यास, सराव करायचा, न समजलेले विषय पुन्हा पुन्हा वाचायचे असे करून अनिल थकून जात असे, पण डोळा लागू देत नसे. इतकी जिद्द होती मनात!

डॉ.अब्दुल कलाम यांचं एक वाक्य आहे, 'झोपेत पडतं ते खरं स्वप्न नसतं तर जागे असताना जी गोष्ट झोपू देत नाही, ते खरं स्वप्न असतं.' असं डॉक्टर व्हायचं स्वप्न छोट्या अनिलने पाहिलं होतं. त्यामुळे अनिलचे भावजी खंडेराव मेहेत्रे यांनी एक सायकल पाठवली. अनिलचा वेळ वाचला आणि अनिलने अभ्यासाची वेळ वाढवली. १२वीला ९१ टक्के गुण मिळाले आणि वैद्यकीय प्रवेश परीक्षेतही चांगले गुण मिळाले. अनिलला औरंगाबाद येथील शासकीय वैद्यकीय महाविद्यालयात प्रवेश मिळाला. पुढे अनिल डॉक्टर झाले. आता त्यांच्या सामाजिक कामालाही सुरुवात झाली. राष्ट्रीय स्वयंसेवक संघाचे डॉ. तूपकरी आठवड्यातून एकदा हॉस्टेलला येत. सर्व विद्यार्थ्यांना मार्गदर्शन करत. पुढे डॉ. अनिल यांनी Halo संघटनाचे दोन वर्ष काम केले. औरंगाबाद जवळची काही गावे दत्तक घेऊन विविध आजारांवर उपचार जनजागृती, श्रमदान शिबीर असे एक ना अनेक उपक्रम होत असत. यात डॉ. अनिल यांचा पुढाकार असे. यामुळे अनिल यांचे सामाजिक कार्य वाढत गेले.

एमबीबीएस चांगल्या गुणांनी उत्तीर्ण झाल्यामुळे मुंबई येथील जी एस मेडिकल कॉलेजच्या केईएम हॉस्पिटलमध्ये त्यांना प्रवेश मिळाला. पहिल्या वर्षी तर अगदी दिवस रात्र काम असायचे. या साऱ्या कष्टातून अनिल एक निष्णात नेत्रतज्ज्ञ म्हणून उदयास आले. दुसऱ्या वर्षी डॉ. अनिल महाराष्ट्र असोसिएशन ऑफ रेसिडेंशिअल डॉक्टर्स (मार्ड)चे अध्यक्ष झाले. २००९ला केईएममध्ये तीन डॉक्टरांना मारहाण झाली. तेव्हा डॉ. अनिल यांच्या नेतृत्वाखाली सात दिवस संप चालला. सरकारला डॉक्टरांचे मानधन १४ हजारावर २१ हजार करावे लागले. तसेच निवासी डॉक्टरांच्या विविध मागण्या मान्य झाल्या हेही विशेष!

याच दरम्यान डॉ. डिंपल अनिल यांच्या जीवनात आल्या. लग्न झाले तेव्हा अनिल यांचे गावाकडील घर साधे पत्र्याचे होते. लग्नानंतर मुंबईत खोली मिळणे अवघड होते. तेव्हा या नवदाम्पत्याने हॉस्टेलमधेच सहा महिने काढले.

नवीन हॉस्पिटल एकदम उभे करणे कधीच सोपे नसते. म्हणून डॉ. अनिल यांनी नोकरीचा शोध सुरू केला. नोकरी करून उरलेल्या वेळेत कन्सल्टन्सी करायची असा विचार होता. सहायक प्राध्यापक म्हणून २०११ला नवले वैद्यकीय

महाविद्यालयात नियुक्त झाले. आपण सर्व सामान्यांसाठी काहीतरी करावे ही इच्छा स्वस्थ बसू देत नव्हती, पण स्वतःचे हॉस्पिटल उभे करायचे तर जवळ कमीतकमी ५ लाख लागणार होते. जागा, डोळ्याच्या दवाखान्यासाठी लागणारी यंत्र सामुग्री हे सारं मुळीच सोपं नव्हतं. फक्त ४५००० रू.पगारात काय करावे, या विचारात असताना एका ही सारी यंत्रं पुरवणाऱ्या कंपनीला त्यांनी पत्र लिहिले आणि पुढील तारखेचे आगाऊ चेक देऊन करार केला. एके ठिकाणी पाच हजार रू.भाड्याने जागा घेऊन खासगी सेवा सुरू केली.

नोकरी आणि उरलेल्या वेळेत प्रायव्हेट प्रॅक्टिस चालू झाली. म्हणतात ना प्रत्येक यशस्वी पुरुषामागे स्त्रीचा हात असतो. अगदी तसेच येथेही झाले. अनिल यांच्या अर्धांगिनी डिंपल यांनी पुढील शिक्षणासाठी प्रवेश न घेता डॉक्टरांना आर्थिक हातभार लावण्यासाठी नवले कॉलेजमध्ये ट्युटर म्हणून नोकरी घेतली.

अनिल आणि डिंपल दोघेही अतिशय गरीब परिस्थितीतून आल्याने त्यांना परिस्थितिची जाण आणि जगण्याचे भान होते. हळूहळू डॉक्टरांच्या हातगुणामुळे रुग्ण वाढत गेले आणि अनेक अडचणींवर मात करत डॉ. अनिल दुधभाते यांनी माणिक बाग येथे साई रेटीना अँड आय सेंटर सुरू केले. सेवाभावी वृत्तीने त्यांनी आदित्य फाउंडेशनचाही स्थापना केली. पुढे काही वर्षांनी डॉ. डिंपल यांनी आपले एम.एस.अनाटॉमी पूर्ण केले.

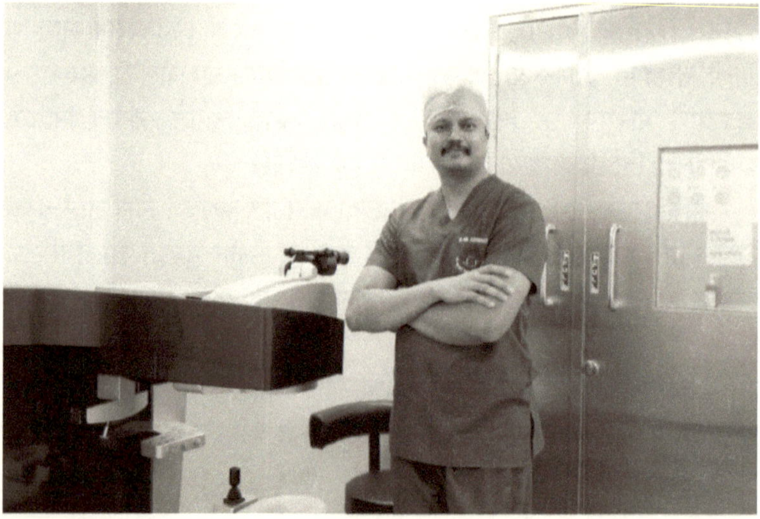

डॉ. अनिल यांनी अत्यंत गुंतागुंतीच्या शस्त्रक्रिया सहज यशस्वी केल्या हे वर्तमानपत्रातून आलेल्या बातम्यांतून जाणवते.आतापर्यंतच्या १५ वर्षांच्या प्रवासात डॉ. अनिल दुधभाते यांनी २०,००० पेक्षा जास्त नेत्र शस्त्रक्रिया यशस्वी केल्या आहेत. ५०० पेक्षा जास्त मोफत तपासणी शिबिरे घेतली आहेत.

शिबिरे, गरीब रुग्णांना मोफत सेवा या गोष्टींमुळे डॉक्टरांचे नाव मोठे होत गेले आणि त्यांना त्यांच्या सामाजिक सेवेबद्दल 'अहिल्या सामाजिक रत्न' या पुरस्काराने सन्मानित करण्यात आले.

या दरम्यान त्यांनी नांदेड सिटी, पुणे येथे स्वतःचा फ्लॅट घेतला. तेथील नागरिकांच्या सेवेसाठी तेवीस डॉक्टरांची एकत्र करून नांदेड हेल्थकेअर प्रायव्हेट लिमिटेड कंपनी स्थापन केली. डॉ.अनिल दुधभाते यांना मराठवाडा भूषण पुरस्कार, सुलभा समाजभूषण पुरस्कार, सकाळ हेल्थ मंत्रा पुरस्कार, पुढारी आरोग्य रक्षक पुरस्कार, टाइम्स ऑफ इंडिया पुरस्कार, झी २४ तास हेल्थ अँड वेल्थ पुरस्कार, महाराष्ट्र यंग आयकॉन ऑफ हेल्थ पुरस्कार, पुणे टाइम्स मिरर पुरस्कार, लंडन बुक ऑफ वर्ल्ड रेकॉर्ड पुरस्कार, अहिल्या समाज रत्न पुरस्कार असे अनेक पुरस्कार मिळालेले आहेत.

– गिरीश वसेकर,
नांदेड सिटी, पुणे

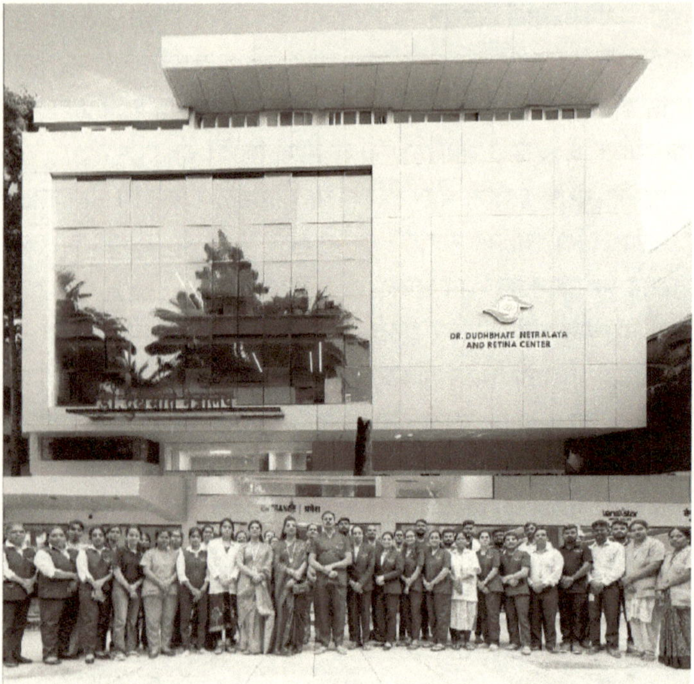

डॉ. दुधभाते रुग्णालय व डॉक्टरांसह सर्व स्टाफ

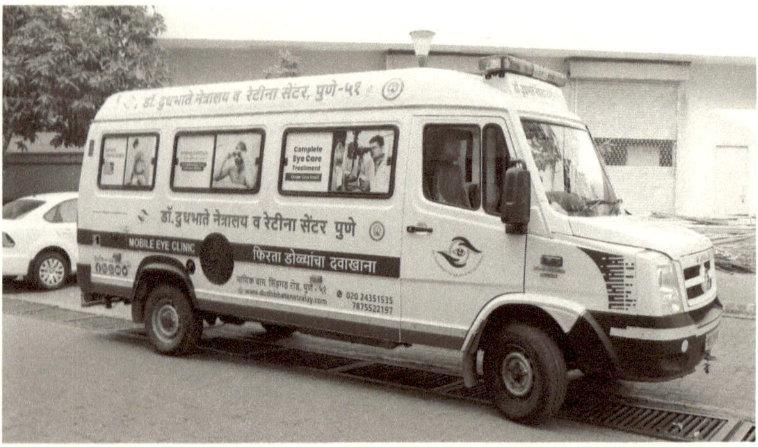

फिरता दवाखाना

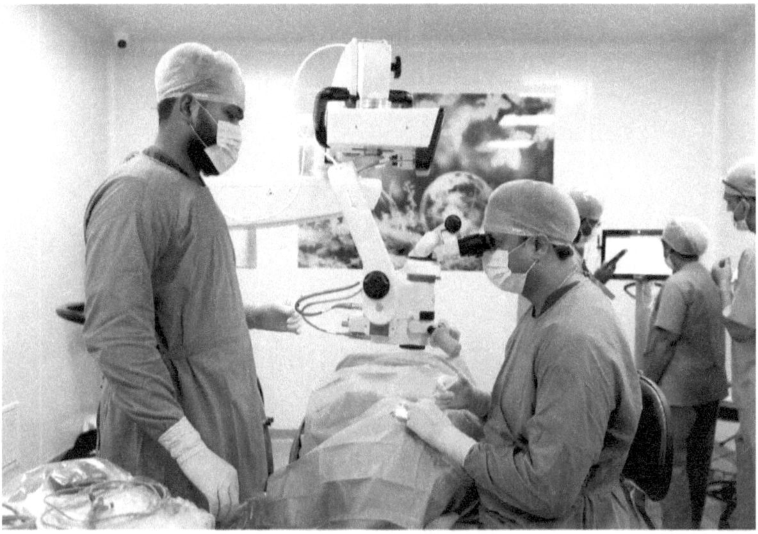

ऑपरेशन चालू असताना

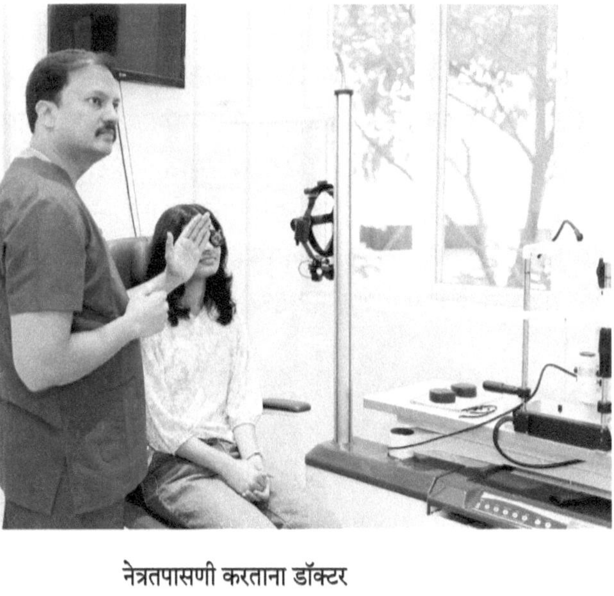

नेत्रतपासणी करताना डॉक्टर

लेखक परिचय

डॉ. अनिल दुधभाते

नेत्रतज्ज्ञ

dnrc.head@gmail.com

+91 88886 21535

- दीड दशकाहून अधिक काळ नेत्रविषयक वैद्यकीय क्षेत्रात कार्य
- MS opthalmology केइएम, मुंबई येथून शिक्षण
- पंधरा वर्षापासून पुण्याच्या सिंहगड रोड परिसरात डोळ्यांचे भव्य रुग्णालय
- जनमानसातील डोळ्यांच्या समस्या दूर करण्यासाठी विविध उपाय योजना. जसे, मोफत नेत्र शिबिरे डोळ्याचा फिरता दवाखाना
- विविध वृत्तपत्रांसाठी लेखन, प्रसारमाध्यमांना मुलाखती, पॉडकास्ट, विविध भारती, दूरदर्शन, एफ एम रेडिओ वगैरेसाठी मुलाखती
- विविध वयोगटासाठी उत्तम प्रकारे दुर्मीळ आणि क्लिष्ट शस्त्रक्रियांचा अनुभव
- पुस्तक वाचन, लेखन, लोकसंग्रह, नवनवीन गोष्टी आत्मसात करणे व राजकीय क्षेत्राची विशेष आवड

www.ingramcontent.com/pod-product-compliance
Lightning Source LLC
Chambersburg PA
CBHW031350230926
51848CB00002B/462
9789347138423